国际糖尿病中心健康教育系列丛书

糖尿病患者自我管理实践

做自己的糖尿病管家
Diabetes Self-Care
BASICS

原　著 International Diabetes Center
主　译 董建群
副主译 姜莹莹　毛　凡
译　者（按姓氏笔画排序）
　　　　毛　凡　巫海娣　吴　蕾
　　　　张　珊　姜莹莹　娄青林
　　　　梅莉莉　董文兰　董建群

国际糖尿病中心 International Diabetes Center（IDC）　　　著
中国疾病预防控制中心慢性非传染性疾病预防控制中心　　组织编译

U0235579

人民卫生出版社

英文版由国际糖尿病中心以 Diabetes Self-Care 的书名出版。国际糖尿病中心将本书中文版的翻译权授予中国疾病预防控制中心慢性非传染性疾病预防控制中心,上述单位对本书中文版负全责。

图书在版编目(CIP)数据

糖尿病患者自我管理实践. 做自己的糖尿病管家 / 国际糖尿病中心著;董建群主译. —北京:人民卫生出版社,2018

书名原文:Diabetes Self-Care

ISBN 978-7-117-26323-8

Ⅰ. ①糖… Ⅱ. ①国… ②董… Ⅲ. ①糖尿病—防治 Ⅳ. ①R587.1

中国版本图书馆 CIP 数据核字(2018)第 073146 号

人卫智网	www.ipmph.com	医学教育、学术、考试、健康,
		购书智慧智能综合服务平台
人卫官网	www.pmph.com	人卫官方资讯发布平台

糖尿病患者自我管理实践
做自己的糖尿病管家

主　　译:董建群
出版发行:人民卫生出版社(中继线 010-59780011)
地　　址:北京市朝阳区潘家园南里 19 号
邮　　编:100021
E - mail:pmph @ pmph.com
购书热线:010-59787592　010-59787584　010-65264830
印　　刷:北京铭成印刷有限公司
经　　销:新华书店
开　　本:710×1000　1/16　印张:17
字　　数:234 千字
版　　次:2018 年 6 月第 1 版　2019 年 3 月第 1 版第 2 次印刷
标准书号:ISBN 978-7-117-26323-8/R·26324
定　　价:48.00 元
打击盗版举报电话:**010-59787491**　　**E-mail:WQ @ pmph.com**
(凡属印装质量问题请与本社市场营销中心联系退换)

We applaud your efforts to improve the lives of people with diabetes through education and awareness. Empowering patients with the knowledge, skills and confidence for optimal diabetes self-management is a noble cause that will be rewarded with improved health and prosperity.

——Richard M. Bergenstal, MD

Gregg Simonson, PhD

（国际糖尿病中心）

在这里，您将会收获一份知识，一份技能，一份关怀，一份成长，为您构建糖尿病患者的美好生活。

（中国工程院院士 中华预防医学会 会长）

我们做糖尿病教育，不是为了告诉患者应该做什么，而是要告诉他们该如何去做，这本书做到了！

（中华预防医学会 副会长）

传播知识，助力糖尿病教育实践；自我管理，促进糖尿病患者教育；以人为本，提高糖尿病患者生存质量。

（中国疾控中心慢病中心 主任）

知行合一，知识改变命运。

（中山大学附属第三医院 教授，主任医师）

授之以鱼不如授之以渔。本书实用的糖尿病生活技能将为您打开一扇通往美好生活的新大门！

（中国疾控中心慢病中心 副主任）

努力学习，不断实践。科学管理，事半功倍。医患同心，方能治病。健康与否，本人是第一责任人。让我们共同学习，了解糖尿病，战胜糖尿病。

许樟荣 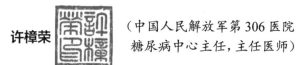 （中国人民解放军第 306 医院糖尿病中心主任，主任医师）

写在前面的话

北京的夏初，鲜花娇艳，绿叶葳蕤，洋溢着盎然的生机与活力。在这生机盎然的季节里，我们开始了这套糖尿病系列图书的译稿工作。

放眼天际，心情激荡。

小草纤柔、苍松傲然，春夏秋冬是大自然的脚步。人的生命亦是如此。幸福与磨砺、健康与疾病，人的一生难免经风沐雨，这些是构架生命的元素；生老病死，是生命的自然轮回！

著名诗人刘湛秋说，生命是一个人不可转让的专利。而我们要说，健康是这份专利的核心价值。

健康是握在每个人自己手中的一把金钥匙。有了这把钥匙，无论你是在经历疾病的坎坷还是命运的荆棘，你都可以活出生命的精彩！

如何让您拥有这把钥匙，正是编译此套教材的初心。

本套图书包括了《糖尿病患者自我管理实践——2型糖尿病》《糖尿病患者自我管理实践——胰岛素的使用》《糖尿病患者自我管理实践——妊娠糖尿病》以及包括糖尿病衣食住行九大方面知识技能的合订本《糖尿病患者自我管理实践——做自己的糖尿病管家》。该系列图书已在美国糖尿病病人日常管理使用多年，深入人心，备受广大读者青睐。

"他山之石，可以攻玉"。我们与美国国际糖尿病中心合作，将此系列图书翻译成中文，就是想让您以及更多的糖尿病患者掌握自我健康管理的金钥匙。

我们知道，此套图书称不上是您健康生活的饕餮盛宴。但是，我们真诚地希望通过此套图书，能够给中国的糖尿病患者及其家人，以及从事糖尿病诊疗管理的专业技术人员献上一份提升理念与技能的营养快餐。

掩卷长思，心存感激。

我们衷心地感谢美国国际糖尿病中心同道的鼎力支持；

我们向为本书的翻译、审稿、定稿工作日夜辛劳，付出了辛勤劳动的同事、学者和研究生们致以深深的敬意；

同时，感谢参与本书审核的领导和专家！

"雄关漫道真如铁，而今迈步从头越"。

涅槃重生，我们满怀希望；春华秋实，我们深耕细耘！让我们共同努力，拥有自我健康管理的金钥匙，做自己健康的守门人。

董建群

2017年6月

原著编者

Anders Carlson, MD

Anthony Pojman, DPM

Arlene Monk, RD, LD, CDE

David Kendall, MD

David Randal, PsyD, LP, CDE

Diane Reader, RD, LD, CDE

Ellie Strock, APRN-BC, CDE

Gail Radosevich, RD, LD, CDE

Glenn Matfin, MD

Gregg D. Simonson, PhD

Jan Pearson, BAN, RN, CDE

Janet Davidson, BSN, RN, CDE

Jeanne Mettner

Jessica Conry, BSN, RN, CDE, CFCN

Jill Flader, MS, RD, LD, CDE

Karol M. Carstensen

Kathleen Reynolds, RN, CDE

Katie Colón

Kimberly Gunyou, RD, LD, CDE

Kristin Kunzman, PsyD, LP

Laurie Eckblad Anderson

Mamie Lausch, MS, RN, RD, CDE

Mary Droogsma, BSN, RN

Mary Van Beusekom

Mary Ziotas, RD, LD

Megan McGinnis

Molly Woodard

Nancy Cooper, RD, LD, CDE

Patti Rickheim, MS, RN, CDE

Peter Garske, MD

Richard M. Bergenstal, MD

Ronica Norton, RN

Ruth Taswell

Shareen Marshall, RD, LD

Shey Larson, NP, CDE

Stacey Seibel, PhD, LP

Stephanie Critchley, MS, RD, CDE

Susan Sorensen, RD, LD, CDE

Tricia Zubert, RN, CNP

William Borkon, MD

原著致谢

Anders Carlson, MD
Anna Vannelli, MS, RD, LD, CDE
Colleen Fischer, RD, LD, CDE
Deanne Kendhammer, RN, CDE
Diane Reader, RD, LD, CDE
Glenn Matfin, MD
Janet Davidson, BSN, RN, CDE
Janet Lima, MPH, RN, CDE
Jessica Conry, BSN, RN, CDE
Jill Flader, MS, RD, LD, CDE
Julie Sandlin, BSN, RN
Kathryn Hoepker, MSN, RN
Kristin Carlson, RD, LD, CDE
Kristin Kunzman, PsyD, LP
Lesley Johnson, RN
Mamie Lausch, MS, RN, RD, CDE
Marcia Meier, BAN, RD, CDE

Maren Nelson, RN, CDE
Margaret Powers, PhD, RD, CDE
Marlene Spates, RN
Mary Droogsma, BSN, RN, CDE
Mary Ziotas Zacharatos, RD, LD, CDE
Maureen Kayser, BSN, RN, CDE
Melissa Klohn, RD, LD, CDE
Michael Fischer, MS, RD, LD
Nancy Cooper, RD, LD, CDE
Nancy Waldbillig, RD, LD, CDE
Paula Ekerholm, MS, RD, LD, CDE
Richard M. Bergenstal, MD
Ronica Norton, BSN, RN, CDE
Stephanie Critchley, MS, RD, LD, CDE
Sue Sorensen, RD, LD, CDE
Thomas W. Martens, MD

致　谢

　　中文版能够顺利出版要特别感谢在书稿翻译过程中江苏省省级机关医院的娄青林、巫海娣，以及国际糖尿病中心（IDC）及 Jane Norstrom 女士给予的大力支持和帮助。

国际糖尿病中心介绍

隶属于 Park Nicollet 的国际糖尿病中心位于明尼阿波利斯的郊区。国际糖尿病中心可以为糖尿病患者、他们的家庭以及护理人员提供世界一流的糖尿病护理、教育和临床研究服务。因其拥有的国际临床、教育、产品和服务项目，该中心被国际界所认可。

国际糖尿病中心出版物

国际糖尿病中心为卫生专业人员和患者提供许多出版物。出版物包括糖尿病教育课程、数据收集表格、临床资源、教学工具、简易读本、糖尿病自我管理手册、我的饮食计划等等。这些产品获得的收益用来支持糖尿病研究和教育。

想了解更多关于国际糖尿病中心的信息，请访问：idcpublishing.com 或拨打电话 1-888-637-2675。

目　录

认识与应对糖尿病

什么是糖尿病

糖尿病是指人体血液中葡萄糖（也称为血糖）浓度过高的一种代谢状态。

人体如何利用葡萄糖

当人体将摄入的食物消化（分解）后，大多数的食物会转化为葡萄糖进入到血液中。然后，血液的循环流动将葡萄糖输送到全身各处的细胞。胰腺（胃附近的一个器官）会分泌一种名为胰岛素的激素，这种激素会帮助葡萄糖进入细胞。一旦葡萄糖进入到细胞中，人体就可以利用这些葡萄糖来获取能量。

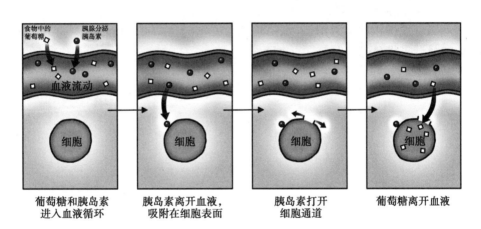

| 葡萄糖和胰岛素
进入血液循环 | 胰岛素离开血液，
吸附在细胞表面 | 胰岛素打开
细胞通道 | 葡萄糖离开血液 |

糖尿病的诊断

医生会使用以下一种或多种诊断方法来检测您的血糖水平，以了解您是否患有糖尿病。

- **糖化血红蛋白检测**　测量您过去 2～3 个月内血糖平均水平。检测结果在 6.5% 或以上，意味着您可能患有糖尿病。
- **空腹血糖检测**　测量空腹血糖水平，空腹是指至少 8 小时未摄入任何食物或饮料，水除外。检测结果在 126mg/dl（7.0mmol/L）或以上，意味着您可能患有糖尿病。
- **随机血糖检测**　测量一天中您在正常饮食和非空腹状态下任何时间的血糖水平。检测结果在 200mg/dl（11.1mmol/L）或以上并伴随有糖尿病相关症状时，意味着您可能患有糖尿病。
- **口服葡萄糖耐量试验（OGTT）**　先测量空腹（至少 8 小时未摄入任何食物或饮料，水除外）血糖水平，然后喝一杯含糖饮料，2 小时后再次测量血糖水平。检测结果在 200mg/dl（11.1mmol/L）或以上，意味着您可能患有糖尿病。

如果您的检测结果偏高，医生可能会要求您择期再次进行检测。第二次的测量结果将会确认您是否患有糖尿病。

监测血糖

两种血糖检测方法有助于管理您的糖尿病。一种方法是医生要求您做的糖化血红蛋白检测，另一种方法是指尖血糖检测，需要您自己在每天的特定时间进行。

这两种方法有助于您了解治疗方案的效果，同时也能帮助您和管理团队决定是否需要调整治疗方案。

糖化血红蛋白检测

糖化血红蛋白检测反映了您过去 2～3 个月内血糖平均水平。每 3～6 个月测一次糖化血红蛋白。

糖化血红蛋白检测主要测量吸附在血红蛋白表面的葡萄糖数量。血红蛋白是人体内红细胞的一部分，主要用来向身体各部分组织输送氧气。当血糖水平高时，会有更多的葡萄糖吸附于血红蛋白表面。

正常的糖化血红蛋白范围为 4%～5.6%[*]。对大多数糖尿病患者来说，糖化血红蛋白的控制目标应该是低于 7%。但对于每个人来说，糖化血红蛋白的控制目标主要取决于个人的健康需要，所以糖化血红蛋白的控制目标数值可能会略有不同。

糖尿病管理团队会和您一起制定一个糖尿病控制计划，以帮助您达到糖化血红蛋白的控制目标。一般情况下，人体需要几个月的时间才能达到这个目标。而糖化血红蛋白的每一点改善都将使您变得更加健康。

[*] 依据《中国 2 型糖尿病防治指南（2013 年版）》，正常的糖化血红蛋白范围为 4.0%～6.0%。

糖化血红蛋白和平均血糖估计值

另外一个展示糖化血红蛋白检测结果的方式是平均血糖估计值（eAG），就像您的血糖仪显示的一样，这个值的单位也是 mg/dl。如果您的平均血糖值是 154mg/dl（8.6mmol/L），这说明您过去 2～3 个月内血糖的平均水平是 154mg/dl（8.6mmol/L）。

下表中列出了糖化血红蛋白百分比和与之相对应的平均血糖估计值（eAG）。由于您的平均血糖值可能会略低或略高于表中给出的平均值。因此，该表还列出了每一个糖化血红蛋白百分比所对应的平均血糖值的变化范围。

糖化血红蛋白（%）	平均血糖值	平均血糖值变化范围
5	97mg/dl（5.4mmol/L）	76～120mg/dl（4.2～6.7mmol/L）
6	126mg/dl（7.0mmol/L）	100～152mg/dl（5.6～8.4mmol/L）
7	154mg/dl（8.6mmol/L）	123～185mg/dl（6.8～10.3mmol/L）
8	183mg/dl（10.2mmol/L）	147～217mg/dl（8.2～12.1mmol/L）
9	212mg/dl（11.8mmol/L）	170～249mg/dl（9.4～13.8mmol/L）
10	240mg/dl（13.3mmol/L）	193～282mg/dl（10.7～15.7mmol/L）
11	269mg/dl（14.9mmol/L）	217～314mg/dl（12.1～17.4mmol/L）
12	298mg/dl（16.6mmol/L）	240～347mg/dl（13.3～19.3mmol/L）
13	326mg/dl（18.1mmol/L）	264～379mg/dl（14.7～21.1mmol/L）

如何测血糖

下文讲解了用血糖仪测血糖的步骤。您可以参考血糖仪说明书了解更多的信息。

1．先用肥皂和温水洗手，或用酒精擦手（不要用凝胶、泡沫或液体消毒剂），然后把手擦干。

2．在采血笔上装上采血针。每次测血糖必须使用新的采血针。

3．手臂下垂，甩动几下，使血液流向手指部位。

4．将试纸条插入血糖仪。

5．用采血针在手指指腹的侧面采血。每次测血糖换用不同的手指。

6．轻轻挤压或按摩手指，直到出现一滴血。

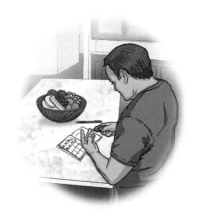

7．把这滴血滴在试纸条上，然后等待血糖仪读出血糖值。

8．在您的血糖记录本上记下这个血糖检测值。

9．把采血针丢在锐器收纳盒中。

锐器的处理

您可以在医院药房或者药店买一个锐器收纳盒。一些药房或药店也会回收您用过的锐器收纳盒，并帮您处理掉。

如果药房或药店不回收这些盒子的话，您可以联系垃圾回收人员或者当地相关的卫生机构。他们会告知您，在您所在区域处理这些锐器收纳盒的相关信息。

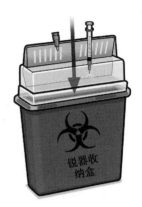

胰岛素

胰岛素主要有两种类型，分别是基础胰岛素和餐时胰岛素。每种类型的胰岛素发挥的作用不同，这两种胰岛素都是您需要的，医生会帮助您选择适合您的胰岛素搭配方案。

基础胰岛素能够满足您夜间、每餐和加餐之间的胰岛素需求。您可以在每天的同一时间使用基础胰岛素。基础胰岛素分为两类：

- 长效胰岛素可以提供长达 24 小时的、相对稳定的胰岛素水平。某些长效胰岛素持续发挥作用的时间更长。通常情况下您每天只需要使用一次长效胰岛素，但有些时候您可能需要每天使用两次。
- 中效胰岛素，尤其是重组人胰岛素，有时会作为基础胰岛素被使用。但中效胰岛素无法提供长达 24 小时稳定的胰岛素水平。因此，您每天需要使用两次中效胰岛素。

餐时胰岛素提供您每餐所需的胰岛素。餐时胰岛素分为两类：

- 速效胰岛素提供瞬时胰岛素。在餐前 15 分钟使用速效胰岛素。您的临床医生也可能要求您在进食含有碳水化合物的零食 / 加餐之前使用速效胰岛素。
- 短效胰岛素也提供瞬时胰岛素。但是，其较速效胰岛素而言起效稍慢，但是在体内发挥作用的时间更长。您可以在餐前 30～45 分钟使用短效胰岛素。

预混胰岛素是基础胰岛素和餐时胰岛素的混合物。您需要在早餐前和晚餐前使用。

低血糖

通常情况下，一天之中您的血糖水平会高高低低地波动。然而，有时您的血糖水平会降得过低，这种血糖过低的现象就称为低血糖症。低血糖症需要立即进行处理。

对于大多数糖尿病患者来说，血糖水平低于 70mg/dl（3.9mmol/L）就是低血糖了。医生可能会基于您的健康需求给出不同的界值。只要知道了血糖降得过低的原因，您就可以采取措施预防低血糖的发生。

可能诱发低血糖的原因

- 饮食中摄入的碳水化合物比平常少
- 错过或推迟了用餐或加餐
- 身体活动量较平常更大
- 过量使用胰岛素

低血糖的症状

血糖水平较低时您可能会感觉到

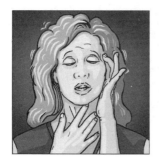
虚弱、颤抖或头晕眼花

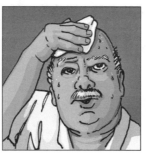
出汗或皮肤湿冷

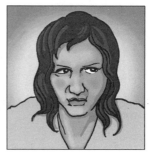
易激惹

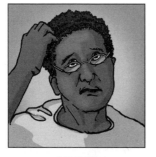
意识不清

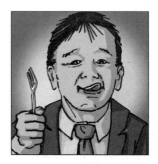
饥饿感

您可能还会有一些其他的症状,包括心跳加速、麻木或者嘴唇有刺痛感。

低血糖的处理

一旦感觉到血糖较低,就赶紧测一下血糖。如果您的血糖水平低于 70mg/dl(3.9mmol/L,或者低于医生给您确定的某个值),请遵循下面的"低血糖处理的 15 法则"来纠正低血糖。

无论何时,只要您的血糖水平低于 70mg/dl(3.9mmol/L),即使您没有感觉到低血糖的症状,也请遵循"低血糖处理的 15 法则"。

如果您已经出现了低血糖的症状,但是还不能马上测血糖的话,请进食 15g(1 份)碳水化合物并且尽快测量血糖。

低血糖处理的 15 法则

1. 当您感觉到自己有低血糖症状时,请立即测血糖。

2. 如果您的血糖水平较低,请进食 15g 的碳水化合物。

3. 等待 15 分钟后再测一次血糖。

4. 如果您的血糖水平仍然较低,请再进食 15g 的碳水化合物。

5. 等待 15 分钟后再次测量血糖。如果有必要的话再进食 15g 的碳水化合物。

6. 如此 3 次后,如果您的血糖水平仍然较低,请联系您的糖尿病管理团队或者拨打 120。

糖尿病随访计划

频率	检查项目	目标	我的结果	
			日期 ___	日期 ___
每次随访时检查	糖化血红蛋白（每3～6个月1次）	<7%（您的目标值可能略有不同）		
	血压	低于130/80mmHg（您的目标值可能略有不同）		
	足部外观检查	正常		
每6个月1次	牙科检查	正常		
每年1次	足部全面检查	正常		
	散瞳检查	正常		
按照推荐频率	胆固醇（高密度脂蛋白胆固醇）	男性：>40mg/dl（1.0mmol/L）女性：>50mg/dl（1.3mmol/L）		
	胆固醇（低密度脂蛋白胆固醇）	使用他汀类药物		
	甘油三酯	<150mg/dl（1.7mmol/L）		
	肾功能 微量白蛋白检查 肾小球滤过率检查	<30mg/g Cr >60ml/（min·1.73m^2）		
	促甲状腺激素检测（甲状腺功能）	0.2～5.5μIU/ml（正常范围依实验室检测方法而定）		
	流感疫苗	如果不过敏，每年一次		
	乙肝疫苗	19～59岁，1次 60岁及以上，遵医嘱		
	肺炎疫苗	1次：如需重复注射请遵医嘱		

注：mmHg 指毫米汞柱；mg/dl 指毫克每分升；mg/g Cr 指毫克每克肌酐；

ml/（min·1.73m^2）指每分钟每标准体表面积的毫升数；μIU 指微国际单位每毫升

第一篇 糖尿病前期

发现您处于糖尿病前期

如果您是糖尿病前期患者,那么您并不孤单,很多人都处于糖尿病前期,仅美国就有大约 8900 万糖尿病前期患者。尽管糖尿病前期会增加患上糖尿病的风险,但这并不意味着您当下或今后一定会患上糖尿病。采取相应的措施可以帮助您延迟甚至避免糖尿病的发生。

本书该部分内容将为您讲解一些关于糖尿病前期的基本知识以及治疗的相关信息。

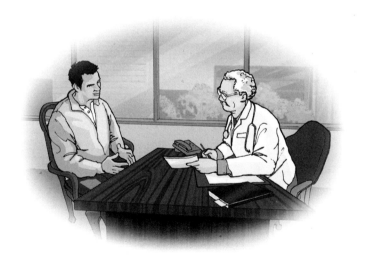

什么是糖尿病前期

糖尿病前期是指人体血液中葡萄糖(也称为血糖)水平高于正常值,但尚未达到 2 型糖尿病诊断标准的一种代谢状态。糖尿病前期使人更容易患上 2 型糖尿病和心脏疾病。

人体如何利用葡萄糖

人体利用葡萄糖获取能量是一个较为复杂的过程,您可以参见本书第 1 页进行巩固学习。

糖尿病前期的成因

处于糖尿病前期时，人体不能有效地利用胰岛素。由于发生了胰岛素抵抗，使得血液中的葡萄糖很难进入细胞。久而久之，胰腺分泌的胰岛素越来越少，血糖水平越来越高，就有可能发展为 2 型糖尿病。

糖尿病前期的危险因素

家族史、既往病史和生活方式等因素都可能会增加您患糖尿病前期的风险。糖尿病前期的许多危险因素和 2 型糖尿病是相同的。回答第 14 页的问题有助于了解您患上糖尿病前期的危险因素。

为了解您患上糖尿病前期的危险因素，请回答下列问题 *。将回答为"是"的问题的得分进行累加。回答"否"计0分。

	是	否
您是否生过体重大于 4kg 的宝宝？	1	0
您的兄弟姐妹中是否有 2 型糖尿病患者？	1	0
您的父母是否患有 2 型糖尿病？	1	0
在第 15 页的表格中找到您的身高。将您的体重与表格中列出的体重进行比较，您的体重是否与之相同或者更高？	5	0
您的年龄是否低于 65 岁而且在日常生活中基本不运动？	5	0
您的年龄是否在 45～64 岁之间？	5	0
您的年龄是否为 65 岁及以上？	9	0
总分	——	——

* 改编自美国疾病预防控制中心糖尿病前期筛查量表

计算您的总分。如果总分大于或等于 9 分意味着您患上糖尿病前期的风险较高，如果总分小于或等于 8 分意味着您患上糖尿病前期的风险较低。但有些人即使患病风险很低也会成为糖尿病前期。下文将讲解糖尿病前期的诊断。

糖尿病前期的危险体重表			
身高（cm）	体重（kg）	身高（cm）	体重（kg）
147	58	173	80
150	60	175	83
152	63	178	85
155	65	180	88
157	67	183	90
160	69	185	93
163	71	188	95
165	73	190	98
168	76	193	100
170	78		

糖尿病前期的诊断

下列几种方法都可以用来检测您的血糖水平，医生会根据检测结果来诊断您是否处于糖尿病前期。

- 糖化血红蛋白（HbA1c）检测，测量您过去 2～3 个月内血糖平均水平。
- 空腹血糖检测，测量空腹血糖水平，空腹是指除水外至少 8 小时未摄入任何食物或饮料。
- 口服葡萄糖耐量试验（OGTT），先测量空腹血糖水平，即除水外至少 8 小时未摄入任何食物或饮料的血糖水平，然后喝一杯含糖饮料，2 小时后再次测量血糖水平。

下表列出了糖尿病前期的诊断标准。

糖化血红蛋白	空腹血糖	口服葡萄糖耐量试验（OGTT）
5.7%～6.4%	100～125mg/dl（5.6～6.9mmol/L）	140～199mg/dl（7.8～11.1mmol/L）

被诊断为糖尿病前期意味着什么

　　成为糖尿病前期就意味着患上 2 型糖尿病的风险增加。下文主要讲述一些糖尿病前期的管理措施，帮助您降低患上 2 型糖尿病的风险。

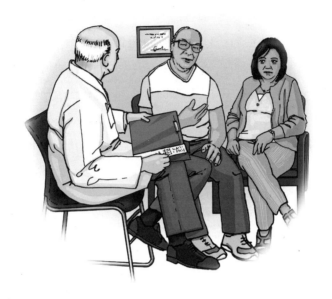

管理糖尿病前期您能做些什么

　　糖尿病前期的某些危险因素是不能被改变的，比如家族史或者年龄。但是，另外的一些危险因素是可以被改变的，比如超重和身体活动不足。

　　您可以通过以下两种方式延迟或者避免糖尿病前期发展为 2 型糖尿病：

- 减重（至少减掉 7% 的体重）
- 进行规律的身体活动（每周至少 150 分钟）

通过这些措施，您可以将患 2 型糖尿病的风险降低一半。

您知道吗？

　　如果不进行减重和适度的身体活动，有多达 1/3 的人会在 5 年之内从糖尿病前期发展为 2 型糖尿病。

此外，您也可以通过以下几种方式促进健康、减少疾病：

- 戒烟（可以咨询医生后，使用药物、针灸或其他方法戒烟）
- 每年至少测一次胆固醇和血压
- 遵医嘱用药

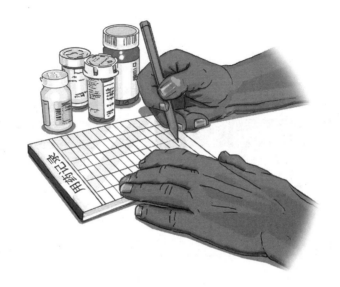

减重

减重可以增加人体细胞对胰岛素的敏感性。当细胞对胰岛素更敏感时，更多的葡萄糖就可以进入细胞并转化为能量，从而降低血糖水平。

较低的血糖水平有助于预防或者延迟 2 型糖尿病的发生。有些糖尿病前期患者通过减重还可能使血糖恢复到正常水平。

您应该减重多少

减少 7% 以上的体重可以使患 2 型糖尿病的风险降低一半。对大多数人而言应该减重 10～15 磅（约 4.5～6.8kg）。请参考下表。

如果您的体重	试着至少减重
150 磅（68.0kg）	11 磅（5.0kg）
200 磅（90.7kg）	14 磅（6.4kg）
250 磅（113.4kg）	17 磅（7.7kg）
300 磅（136.1kg）	21 磅（9.5kg）

尝试每周减重 1～2 磅（约 0.5～0.9kg），这种循序渐进的减重方法有助于保持体重不反弹。

您可以通过下面的方法来减重：

- 选择健康的食物
- 喝无糖的健康饮料
- 估算食物分量
- 合理饮食
- 进行规律的身体活动

从 22 页开始您会了解到更多关于这些方法的信息。

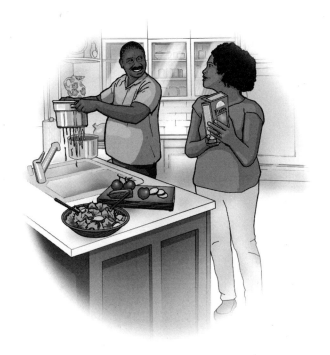

选择健康的食物

　　吃健康的食物是帮助您减重的一个好方法。为了确保您能够从食物中获得足够的营养,在每次进餐时遵循以下步骤。

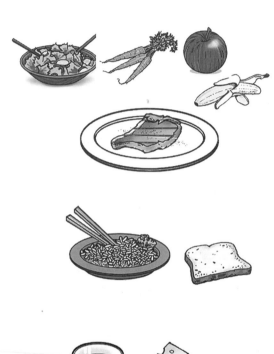

　　1．水果和蔬菜的量至少占到餐盘的一半以上。

　　2．增加一份3盎司(约90g)的瘦肉或者其他的健康蛋白质,比如 ½ 杯煮熟的豆子。

　　3．包含1～2份谷物。尝试使其中的一半为全麦谷物,比如 ½ 杯的糙米或者一片全麦面包。

　　4．包含一份低脂奶制品,比如1杯低脂牛奶、1盎司(约30g)奶酪或者1杯原味酸奶。

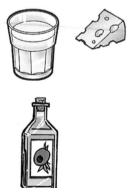

　　5．此外,也需要一些健康的脂肪。可以选择橄榄油、菜籽油和不含反式脂肪酸的人造黄油。

　　美国农业部提出了"我的餐盘"的概念，并设计了如下图所示的示意图。它有助于您在每次进餐时选择一份种类多样、营养丰富的食物。

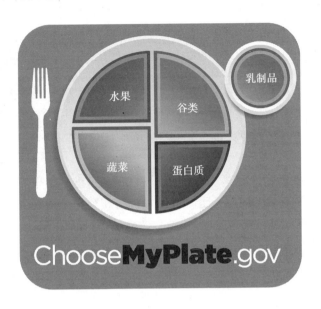

您知道吗？

　　享受外出就餐乐趣的同时依然可以实现减重的目标。餐馆中食物的分量通常比较大，而且含有较高的脂肪和热量。如果想要吃得健康，可以选择低脂的菜品，也可以要求服务员替换某些食物，和朋友一起分享您的餐食，或者将一半的餐食打包带走。

选择无糖的健康饮料

避免饮用太多的含糖饮料。大多数饮料都是高热量、低营养价值的。高热量的含糖饮料包括常见的软饮料、功能饮料和甜咖啡饮料。过量饮用这些饮料会导致体重增加。

牛奶和果汁　牛奶是钙和维生素 D 的良好来源。但是牛奶中的脂肪也含有额外的热量，可以用低脂或脱脂牛奶代替全脂牛奶。

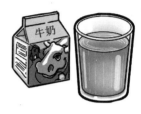

果汁中通常含有多种营养素，但是它也含有大量的热量，因此需要限制果汁的饮用量，尽可能选择水果来代替果汁。

酒精　许多酒精饮料至少含有 100～200 卡路里。如果其中又增加了糖类添加物的话热量就更高了，比如常见软饮料和鸡尾酒的混合饮品。为了减重，请减少酒精饮料的摄入量，尤其是含糖酒精饮料的摄入。

您应该选择什么饮料呢

圈出不会增加您体重的饮料(答案在下方)。

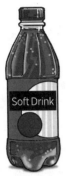
普通软饮料

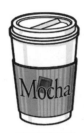
含糖咖啡饮品

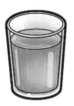
果汁

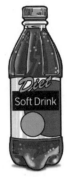
减肥饮料

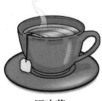
原味茶

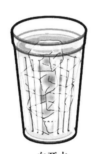
白开水

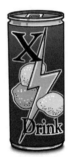
运动饮料

答案:

减肥饮料、原味茶以及白开水(白开水是所有饮料中最好的)。感觉口渴时就去喝水吧,每天要保证6~8杯水(每杯8盎司,约240ml)。

估计食物的分量

确保不会吃太多的一个有效方法是估计摄入食物的分量。估计食物的分量是比较复杂的，但是随着练习次数的增多您可以正确地进行估计。

在家就餐每天使用相同的盘子、碗和杯子，因此只要知道一份碳水化合物是多少，您就可以用这些餐具来估计食物的分量了。请看下面的例子：

> 量取 ½ 杯的熟意大利面置于盘中。再量取 1 杯熟意大利面置于另一个盘子里。您可以看出两者分量的区别吗？

使用量杯来帮助您练习这项技能，坚持至少 1 周的时间。即使您已经熟练掌握了这项技能，也要每个月使用 1 次量杯以确保您估计的准确性。

您也可以使用其他的物品来估计食物分量。比如，一个小苹果或者橘子大约相当于一个网球的大小。1 个纸杯蛋糕的杯托相当于 ½ 杯，这也是估计 1 份土豆泥或煮熟的燕麦的一个好方法。

通过手来估计食物分量

您可以通过手来估计食物的分量。

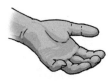

$^1/_2$杯大约是掌心（不包括手指）的大小和厚度（如豌豆、玉米）

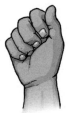

1杯大约是拳头的大小（如米饭、意大利面）

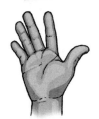

1份加餐的量是适中的一把（如薯条、椒盐卷饼）

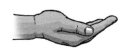

1份面包的量大约是展开的掌心加上一半手指的大小（如面包片、玉米粉圆饼、煎饼、华夫饼）

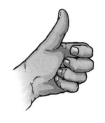

1汤匙大约是大拇指的大小（如果冻、糖浆、蜂蜜）

注：每个人手的大小是不同的，要先测量食物的量，再与手作比较。如果需要的话，可以做一些调整来使这些量符合自己手的大小。

合理饮食

身体的一些本能反应会让您知道什么时候饿了,什么时候饱了。合理饮食意味着要关注身体发出的这些信号(如下文所示)。合理饮食有助于您减重、培养健康的饮食习惯,并使您树立健康意识。

饥饿的信号

不同的人会感觉到不同的信号,这些信号会告诉人们什么时候饿了,什么时候饱了。下面是一些常见的信号:

饥饿时	吃好了
咕咕作响的胃	没有饥饿信号了
不舒服的胃痉挛 (饿得胃疼)	感到舒适 (不撑也不饿)
轻微头晕	对食物的渴望减少
精神不集中	
易怒	
虚弱	
头疼	

饥饿量表

另一种判断饥饿的方法就是打分法。每次想要吃东西时,使用下面的量表对您的感觉进行打分。

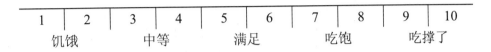

1	2	3	4	5	6	7	8	9	10
饥饿		中等		满足		吃饱		吃撑了	

1意味着您感觉到饥饿,而10意味着您感觉到吃撑了。

当您感觉到**饥饿**(1或2)时就开始吃东西,当您觉得**满足**时(5~6)就停下来别再吃了。

养成合理饮食的习惯

遵循下面这些建议可以帮助您养成合理饮食的习惯。

- 每4~5个小时吃1顿饭或点心。给身体留出时间使其感觉到饥饿并发出信号。
- 与他人共同进餐。与他人共同进餐可以一起讨论用餐计划和想法,这是一段愉快的时光。
- 注意,想要吃东西并不是一种饥饿信号,只在您感觉到真实的饥饿信号时才进食。
- 每次花15~30分钟就餐,给身体一个机会来告诉大脑您已经吃好了。
- 在餐桌上用餐,这样可以告诉身体您正在吃饭。
- 吃饭时不要看电视或者阅读,专注享受您的美食。

进行规律的身体活动

规律的身体活动是您能够为自己的健康所做的最好的事情之一。进行身体活动时,人体从摄入食物中的葡萄糖获取能量。每周只需要150分钟的身体活动(每天25～30分钟)就有助于延缓2型糖尿病的发生,甚至将2型糖尿病的患病风险减少一半。对您的机体而言,规律的身体活动有助于降低血糖水平、帮助人体更好地利用胰岛素,规律的身体活动还有助于:

- 改善肺部和心脏健康并降低血压
- 预防其他健康问题,比如高胆固醇
- 增加力量、耐力和灵活性
- 控制体重增加或保持体重

对您的精神而言,规律的身体活动可以:

- 使您感觉良好
- 让您精力充沛
- 改善睡眠
- 改善心境和情绪健康

您知道吗?

　　您无须进行高难度的身体活动,只要您动起来都是对身体有好处的。最好的身体活动是您想要做的身体活动。

步行计划

如果您刚刚开始进行身体活动，步行是最容易的运动方式之一。下面的步行计划可以帮助您走起来并逐步增加到每天 40 分钟。

	慢走（分钟）	快走（分钟）	慢走（分钟）	总计（分钟）
第 1～2 周	5	5	5	15
第 3～4 周	5	10	5	20
第 5～6 周	5	15	5	25
第 7～8 周	5	20	5	30
第 9～10 周	5	25	5	35
第 11～12 周	5	30	5	40

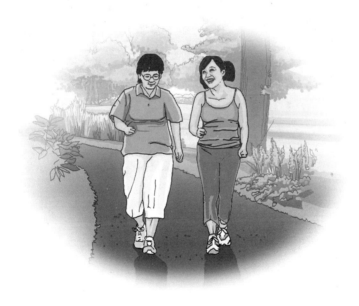

规律身体活动的小贴士：

　　下面是一些能够使您进行规律的身体活动的建议。选择您感兴趣的活动有助于您坚持下去。

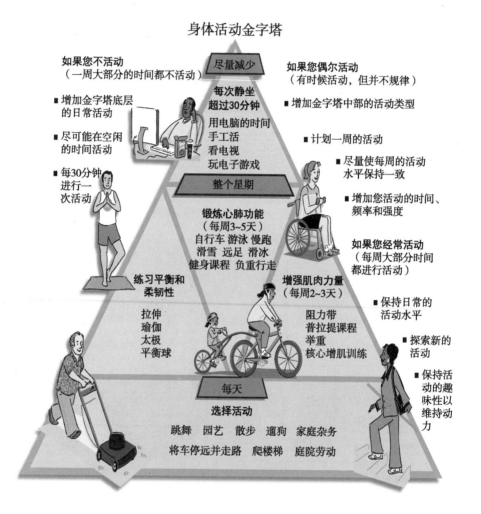

身体活动金字塔

如果您不活动
（一周大部分的时间都不活动）

■ 增加金字塔底层的日常活动

■ 尽可能在空闲的时间活动

■ 每30分钟进行一次活动

尽量减少

每次静坐超过30分钟

用电脑的时间
手工活
看电视
玩电子游戏

整个星期

锻炼心肺功能
（每周3~5天）
自行车　游泳　慢跑
滑雪　远足　滑冰
健身课程　负重行走

练习平衡和柔韧性

拉伸
瑜伽
太极
平衡球

增强肌肉力量
（每周2~3天）

阻力带
普拉提课程
举重
核心增肌训练

每天

选择活动

跳舞　园艺　散步　遛狗　家庭杂务
将车停远并走路　爬楼梯　庭院劳动

如果您偶尔活动
（有时候活动，但并不规律）

■ 增加金字塔中部的活动类型

■ 计划一周的活动

■ 尽量使每周的活动水平保持一致

■ 增加您活动的时间、频率和强度

如果您经常活动
（每周大部分时间都进行活动）

■ 保持日常的活动水平

■ 探索新的活动

■ 保持活动的趣味性以维持动力

身体活动所面临的挑战

很多人想要进行身体活动,但动起来对他们来说是一个挑战。下面是一些常见的不能进行身体活动的原因。听起来是不是很耳熟?如果是的话,您可以从中找到一些方法来战胜这些挑战。

我太忙了,没有时间进行身体活动。

为身体活动安排日程　如果您在自己的日程中安排了时间进行身体活动,您就更有可能会去做。

结合实际情况　如果您每天起床较晚,那么在早晨进行身体活动对您来说就会很困难。

走起来　将步行列入您今天的日程表中。行动起来,在午餐休息时步行10分钟。

我就是不想运动。

找一个伙伴　找一个与您体质水平相近并热爱身体活动的人。您的伙伴可以是您的爱人、同事、邻居、孩子、朋友或者兄弟姐妹。

加入步行俱乐部　做出一周的步行安排,并得到团队的支持。

设定一个目标　一种新的行为坚持6个月后通常会成为一种习惯。

使用计步器或其他可穿戴的设备　这些设备可以记录您每天走了多少步或者您进行了多少身体活动。这些信息可以促使您增加下一天的锻炼目标。可以向医生咨询更多的信息。

我觉得身体活动很无聊。

让它变得有趣　听音乐、有声读物或者广播。如果您想要人陪伴的话，可以邀请一些人与您一起步行。

参加一个课程或加入一个群体　尝试参加一些社区教育课程，或者加入教会团体、私人工作室、健身中心或者其他更专业的项目。

尝试新的活动　尝试任何听起来很有趣的活动，比如换一个新的骑行路线，去公园徒步旅行，去滑水或者打网球。

也许您有一些其他的不愿进行身体活动的理由，把它们以及克服它们的一些想法一同写在下面。

您的理由　　　　　　　　　　　　　您的想法

_____　　　　　_____

_____　　　　　_____

_____　　　　　_____

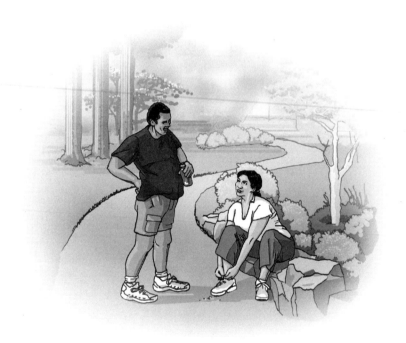

身体活动的目标

为了让身体活动成为您生活中的一部分,应该设定目标并制定一个达到这个目标的计划。目标会给您一些具体的引导。要想取得成功,可以找一些使这个目标值得实现的理由。

短期目标可以帮助您保持动力并使长期目标变得可能。这周您想要尝试的短期目标有哪些呢?将您感兴趣的短期目标圈出来或者写下您自己的目标。

购物的时候把车子停在距离入口更远的地方

在午餐时间或者下班后散步

尝试瑜伽课程

在晚餐后骑自行车

爬楼梯

做一些浇花等园艺工作

_____

_____

长期目标是一些您进行身体活动的理由。这些理由必须是您的真实想法,而不是别人对您的要求。想一下为什么这个目标对您很重要。圈出您进行身体活动的长期目标或者写下您自己的目标。

精力更加充沛

延缓或预防 2 型糖尿病

多和儿孙们玩

更好地享受生活

变得更加自信

改善健康

控制体重

_____

寻找支持

人们往往对于营养和体重管理的信息感到困惑。寻求支持和帮助会使增进健康、改善体质以及管理体重变得更容易。

医生会为您提供一些资源和选择（比如药物）来减少糖尿病的危险因素。您也可以通过很多途径获得更多的帮助以及长期的支持。下面举几个例子：

糖尿病前期课程　这些小组课程常常由注册营养师或其他的医护人员带领进行，您在学习糖尿病前期相关知识的同时也认识了更多的人。可以向您的医生咨询相关课程情况。

注册营养师　和注册营养师进行面对面的交流，咨询相关问题并制定糖尿病前期管理和减重计划。

糖尿病中心　当地的糖尿病中心是一个很好的资源。那里的工作人员会为您提供一些改善健康所需要的、针对糖尿病和糖尿病前期的信息和工具。

应用程序(APP)和网站

在线工具提供了许多功能,有助于您达成目标和坚持您的计划。

大多数的应用程序(APP)会通过指引您完成设置选项,使您更容易记录自己的进步。应用程序(APP)有很多种,包括:

- 膳食和身体活动记录
- 外出就餐
- 购物和饮食计划
- 身体活动

许多网站也可以帮助记录您的进步,超级追踪器(USDA SuperTracker)就是一个例子。它可以帮助您制定计划、检查和记录饮食计划和身体活动。访问 www.usda.gov 或者在搜索框中键入"超级追踪器"即可找到。

多措并举　管理糖尿病前期

认识到自己处于糖尿病前期,您就可以为自己的健康做出一些积极的改变。您可以通过以下方式延缓甚至预防 2 型糖尿病的发生:

- 减掉至少 **7%** 的体重
- 每周进行至少 **150 分钟**、规律的身体活动

寻求一些支持性的资源有助于您坚持计划并成功地做出改变。

在确诊糖尿病前期后,确保每 6 个月到 1 年拜访 1 次医生,医生会通过检查您的血糖水平来评价您糖尿病前期的管理效果。

祝您健康!

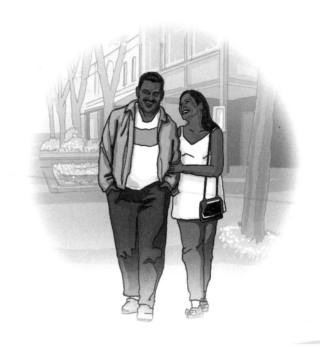

第二篇　1型糖尿病

发现自己患有1型糖尿病

如果您是1型糖尿病患者，那么您并不孤单，很多人都患有1型糖尿病，仅美国就有大约130万的1型糖尿病患者。尽管糖尿病是一种终身性疾病，但是您依然可以拥有充实的、充满活力的生活。本书该部分的内容将为您讲解一些关于1型糖尿病的基本知识以及管理的相关技能。

您的**糖尿病管理团队**是帮助您管理糖尿病的一个重要资源。除了您自己以外，内分泌（糖尿病）专科医生也是这个团队的关键成员。您的糖尿病管理团队还包括：

- 家庭医生
- 注册护士
- 注册营养师
- 糖尿病教育者（通常由一位专门从事糖尿病护理的注册护士或注册营养师担任，也可以由其他医疗卫生专业人员担任）
- 心理医生、社会服务者或药剂师
- 协调员

定期与内分泌专科医生沟通，并从糖尿病管理团队、家人以及朋友中获得支持，您依旧可以生活得很好。

什么是糖尿病

当人体血液内的葡萄糖浓度过高时,意味着患上了糖尿病。长期处于高血糖状态会导致组织损害,引发健康问题。

人体如何利用葡萄糖

食物摄入人体后即被分解为葡萄糖,并随着血液运输至全身各处。胰腺(胃附近的一个器官)分泌的胰岛素可以促进葡萄糖进入细胞,从而为人体提供能量。

什么是1型糖尿病

1型糖尿病表现为体内的胰腺无法分泌足够的胰岛素。由于胰岛素的缺乏，葡萄糖将滞留在血液中，导致体内的细胞无法得到所需要的能量，人体就会感到疲惫。

1型糖尿病常见的症状还包括：

- 更容易感觉到饥饿或口渴
- 多尿
- 体重快速减轻

1型糖尿病的危险因素

如果您的家庭成员中已经有人患有1型糖尿病，那么您患病的风险就会增加。尽管1型糖尿病有家族聚集性，但并不是所有的家庭成员都会患病。研究显示环境中的一些因素，例如病毒，也会引发1型糖尿病。哪些人容易患1型糖尿病，原因是什么，目前尚不明确。

1型糖尿病可以发生在各个年龄阶段中，但在儿童或30岁及以下的成人中最为常见。

1型糖尿病的诊断

您可以通过糖化血红蛋白检测、空腹血糖检测、随机血糖检测、口服葡萄糖耐量试验（OGTT）等方法来检测您的血糖水平。具体的检测方法可以参考本书第 2 页获得。当检测结果偏高时，您需要择期再次进行检测。与此同时，可能需要结合 1～2 项其他的血液学检测才能诊断您是否患有 1 型糖尿病。

糖尿病的管理

您可以通过了解糖尿病病情、治疗方案、检测血糖以及使用胰岛素等方式来管理糖尿病，也可以和糖尿病管理团队一起学习饮食和身体活动对血糖水平的影响。

糖尿病健康教育

糖尿病将会给您的生活带来许多变化，这也意味着您需要承担新的责任并掌握新的技能。

糖尿病健康教育有助于您更好地理解和管理糖尿病。您对糖尿病了解得越多，管理糖尿病就越有信心。糖尿病教育者在糖尿病管理方面经验丰富，可以帮助您实现管理目标。

您在就诊期间或一些专门的课程中会接受到糖尿病的健康教育，社区也会成立一些由糖尿病患者及其家人组成的自我管理小组，您可以向糖尿病教育者咨询、了解相关服务信息。

您的治疗方案

1型糖尿病的治疗目标是：

- 使您感觉更好
- 将血糖水平控制在目标范围内
- 平衡生活方式与糖尿病管理
- 延迟或预防糖尿病相关的健康问题

为了帮助您达成这些目标，糖尿病管理团队会根据您的需求制定一个合理的治疗方案。治疗方案须包括以下两部分：

1. 饮食计划与身体活动计划
2. 胰岛素使用计划

您的饮食计划、身体活动计划和胰岛素使用计划将共同作用，使您体内的血糖水平和胰岛素水平保持动态平衡。

如果体内血糖和胰岛素水平失衡，您的血糖水平就会过高或过低。血糖水平不在目标范围内会导致很多健康问题。参见本书相关章节，获取更多有关低血糖和高血糖的信息。

饮食计划

饮食计划可以帮助您决定每天吃什么、什么时间吃以及吃多少。糖尿病专业营养师会和您一道制定一个饮食计划来满足机体的需要。此外，该计划还会讨论您日常身体活动对血糖水平的影响。

人体摄入的食物中含有碳水化合物、蛋白质和脂类。其中，碳水化合物会影响人体的血糖水平。执行饮食计划有助于保持摄入的碳水化合物和使用的胰岛素达到动态平衡。

总的来说，饮食计划关注的是吃得健康。摄入各种各样富含维生素、矿物质以及低脂肪的食物对每个人都有益处，不仅仅只是对糖尿病患者。

含碳水化合物的食物

含碳水化合物的食物对人体十分有益，应该每餐都摄入。含碳水化合物的食物为人体提供能量，含有重要的营养素、膳食纤维、维生素和矿物质。

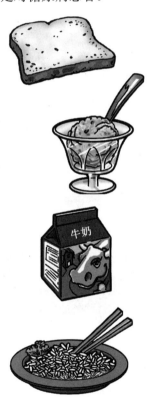

含碳水化合物的食物包括：

- 面包、玉米面饼、咸饼干和扁面包
- 谷物、米饭和意大利面
- 玉米、豌豆、土豆、红豆和黑豆
- 水果和果汁
- 牛奶和酸奶
- 糖果、曲奇、冰淇淋和其他甜点
- 常见的饮料（非低热量）、运动饮料、柠檬茶和其他含糖茶饮品

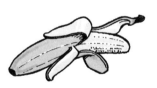

低或不含碳水化合物的食物

肉类、禽类、鱼类和脂肪不含碳水化合物,所以这些食物不会影响您的血糖水平。而且这些食物可以提供蛋白质及其他营养物质,因此也是饮食计划的重要组成部分。为了保护心脏,要选择食用瘦肉和健康的脂类。

大多数蔬菜含有极少的碳水化合物,因此其对血糖水平的影响不大。像绿叶蔬菜、西蓝花、胡萝卜和甜椒一类的蔬菜都含有大量的维生素、矿物质和膳食纤维。这些食物想吃多少就吃多少。

无糖饮料同样不含碳水化合物,如咖啡、茶和减肥软饮料。

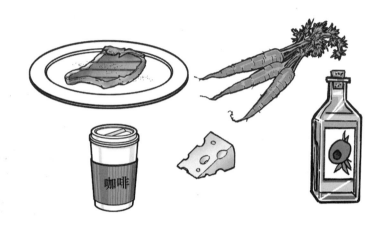

饮食计划中允许包括甜点吗?

许多糖果和甜点都是含碳水化合物的食物。如果您喜欢这些食物,请与营养师进行沟通,把它们列入饮食计划当中偶尔吃一次也无妨。

碳水化合物计数

　　某些饮食计划利用计算碳水化合物含量的方法（碳水化合物计数）来平衡摄入的碳水化合物和使用的胰岛素。碳水化合物计数是记录您摄入多少碳水化合物的一种方法。

　　您可以通过计"份"法和计"克"法来进行碳水化合物的计算。一份碳水化合物是指含有约15g碳水化合物的一份食物或饮料。

　　许多饮食计划中每顿正餐包含3～4份碳水化合物，每次加餐包含1～2份碳水化合物，您可以根据自己的喜好来选择食物或饮料。

　　计算食物中碳水化合物的量有助于血糖水平达标。尽量按照饮食计划来摄入食物。无论何种原因，如果您需要调整饮食计划中碳水化合物的量，糖尿病教育者都会为您提供帮助。

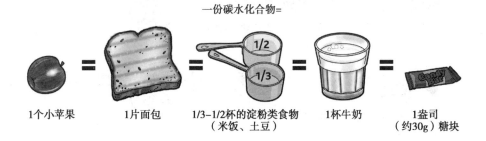

一份碳水化合物=

| 1个小苹果 | 1片面包 | 1/3–1/2杯的淀粉类食物（米饭、土豆） | 1杯牛奶 | 1盎司（约30g）糖块 |

身体活动与胰岛素

有时糖尿病患者在运动时会出现低血糖，为避免这一现象，可能会需要调整饮食计划或胰岛素计划，也可能两者均需调整。

使用胰岛素并不会影响您进行身体活动。事实上，一些患有1型糖尿病的奥运会运动员也在使用胰岛素。

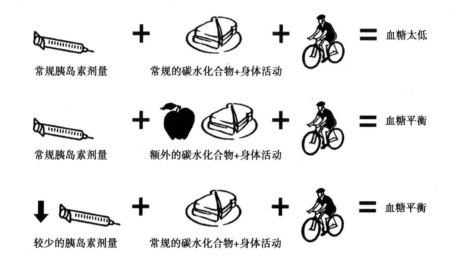

常规胰岛素剂量　　常规的碳水化合物+身体活动　　　　血糖太低

常规胰岛素剂量　　额外的碳水化合物+身体活动　　　　血糖平衡

较少的胰岛素剂量　　常规的碳水化合物+身体活动　　　　血糖平衡

胰岛素使用计划

糖尿病管理团队会根据您的生活方式、日常活动、饮食习惯以及血糖水平为您推荐合适的胰岛素使用计划。胰岛素使用计划包括：

- 使用哪种胰岛素（可能要使用不止一种胰岛素）
- 使用剂量
- 使用时间

大多数胰岛素使用计划都包含每天 2～4 次的胰岛素注射。糖尿病教育者会与您一起制定一个适合您的胰岛素使用计划。

胰岛素使用计划不仅仅取决于您的身体活动水平，还取决于以下两个因素：

- 摄入了哪些碳水化合物以及摄入量
- 摄入碳水化合物的时间

碳水化合物一旦摄入后，就会转化为葡萄糖。此时，人体需要适时、适量的胰岛素来合理利用这些葡萄糖。

为了计算出您的胰岛素基础剂量，您最好每天定时定量地摄入碳水化合物。这将帮助您的管理团队决定：

- 使用胰岛素的种类
- 使用胰岛素的剂量
- 使用胰岛素的时间

当您的饮食计划、身体活动计划或者健康状况发生改变时，可以对您的胰岛素使用计划进行调整。

胰岛素与体重增加

刚开始使用胰岛素时您的体重可能会增加。这是由于使用胰岛素后改善了人体对葡萄糖的利用，弥补了由于高血糖导致的水分丢失。

如果您的体重持续增加，可能是因为您摄入的热量过多。可以通过以下几种方法控制体重的增加：

- 选择热量较低的食物，只吃中等分量
- 限制高脂肪食物的摄入
- 增加身体活动
- 只用 1 份（15g）碳水化合物纠正低血糖

如果您的胰岛素用量偏大，为了避免低血糖的发生，您也会进食更多的食物。如果您担心自己的体重，请和您的糖尿病管理团队沟通。

监测血糖

糖化血红蛋白检测以及定期进行指尖血糖检测都有助于您了解自己的健康状态，同时也可以帮助您和管理团队明确是否需要对您的治疗方案进行调整。关于监测血糖，您可以参考阅读本书的第3页获得更多的知识。

糖化血红蛋白检测

糖化血红蛋白检测是通过测量吸附在血红蛋白表面的葡萄糖数量来反映您过去2～3个月内的血糖平均水平。您需要每3～6个月检测一次。

大多数糖尿病患者应将糖化血红蛋白控制在7%以下，但实际上您的糖化血红蛋白控制目标由您的健康需求决定，糖尿病管理团队会和您一起制定一个合理的糖尿病控制计划。

糖化血红蛋白和平均血糖估计值

平均血糖估计值（eAG）也可以展示您的糖化血红蛋白检测结果。关于平均血糖估计值（eAG），您可以参考阅读本书的第3页获得更多的知识。

血糖检测

血糖检测是了解您糖尿病控制成功与否的另一个重要途径。这项检测只需花费几秒钟就可以完成，您可以用血糖仪来自测血糖。

血糖检测结果能够告诉您检查时的血糖水平。

记录血糖检测结果

在糖尿病记录本中记录每一次检测结果以及使用的胰岛素剂量，在每次就诊或随访时带上您的糖尿病记录本和血糖仪。定期检测并记录检测结果有助于您和糖尿病管理团队：

- 核实血糖水平是否在目标范围内
- 了解胰岛素、饮食以及身体活动对血糖水平的影响
- 确定治疗方案的效果
- 决定是否需要对胰岛素使用剂量、饮食计划以及身体活动计划进行调整

血糖检测目标

下表给出了不同检测时间的推荐血糖控制目标。医生可能会基于您的健康需求帮您制定不同的控制目标。

每个人的血糖水平在餐后都会上升，这是正常现象。有时血糖水平不达标，也不是不可以。如果您有至少一半的血糖检测值在目标范围内，就说明您已经做得很好了。

检测时间	糖尿病患者血糖控制目标	我的目标（如果不同）
餐前	70～130mg/dl（3.9～7.2mmol/L）	
餐后1～2小时	低于180mg/dl（10.0mmol/L）并且与餐前相比增幅不超过50mg/dl（2.8mmol/L）	
睡前或夜宵前	90～150mg/dl（5.0～8.3mmol/L）	

何时测血糖

每天至少测量4次血糖：

1. 早餐前
2. 午餐前
3. 晚餐前
4. 睡前或夜宵前

您的管理团队可能也会要求您在其他时间检测血糖。

如何测血糖

　　您需要按照规范的步骤来测血糖，详情请参见第 4 页。您也可以参考血糖仪说明书了解更多内容。

血糖检测小贴士

- 试纸条要室温保存（46～86℉，8～30℃）
- 试纸条要避光、干燥、密封保存
- 不要使用过期的试纸条

锐器的处理

　　您可以到医院药房或药店购买锐器收纳盒，他们也会回收、处理您的收纳盒。您也可以向垃圾回收人员或相关卫生机构咨询锐器收纳盒的处理信息。本书第 5 页讲解了关于锐器处理的更多内容。

胰岛素

　　基础胰岛素和餐时胰岛素是胰岛素的两种类型，两者作用并不相同，医生会根据您的健康状态制定合适的搭配方案。

　　基础胰岛素分为两类。其中，长效胰岛素可以提供长达 24 小时的、相对稳定的胰岛素水平；而中效胰岛素则无法提供长达 24 小时稳定的胰岛素水平，您每天需要使用两次中效胰岛素。

　　餐时胰岛素也分为两类。其中，速效胰岛素提供瞬时胰岛素，您需要在进食含有碳水化合物的零食 / 加餐前使用；短效胰岛素在体内发挥作用的时间较前者稍长，因此您可以在餐前 30～45 分钟使用。

　　本书第 6 页讲解了关于胰岛素的更多内容，请您参考阅读。

胰岛素的作用时间

下表列出了每类胰岛素的作用时间和强度。

胰岛素 类型	胰岛素的分类 商品名（通用名）	起效时间	作用高峰期	作用持续时间
基础 胰岛素	**长效胰岛素** 来得时（甘精胰岛素） 诺和平（地特胰岛素）	2 小时	全天平稳、无峰	长达 24 小时
	Toujeo（甘精胰岛素 U300）	6 小时以上	无峰	24 小时或以上
	Tresiba（德谷胰岛素 U100/ U200）	9 小时以上	无峰	24 小时或以上
	中效胰岛素（NPH） 优泌林 N，优泌林 ReliOn N，诺和灵 N	2～4 小时	4～8 小时	10～16 小时
餐时 胰岛素	**速效胰岛素** Apidra（赖谷胰岛素） 优泌乐（赖脯胰岛素 U100/ U200） 诺和锐（门冬胰岛素）	15 分钟	1～2 小时	3～4 小时
	短效胰岛素 优泌林 R，优泌林 ReliOn R，诺和灵 R	30～45 分钟	2～3 小时	4～8 小时

胰岛素 类型	胰岛素的分类 商品名（通用名）	起效时间	作用高峰期	作用持续时间
预混 胰岛素	**中效胰岛素 / 速效胰岛素** 优泌乐 25 优泌乐 50 （赖脯胰岛素精蛋白 / 赖脯 胰岛素） 诺和锐 30 （门冬胰岛素精蛋白 / 门冬 胰岛素）	15 分钟	1～2 小时（之 后 8 小时中等 效果）	10～16 小时
	中效胰岛素（NPH）/ 短效 胰岛素（常规） 优泌林 30 优泌林 /ReliOn 70/30 诺和灵 30	30～45 分钟	2～3 小时（之 后 8 小时中等 效果）	10～16 小时

胰岛素的注射

胰岛素在注射后会进入到皮下脂肪组织。注射胰岛素的针头非常细小，几乎不会让人感觉到疼痛。

如何注射胰岛素

请遵照下文的步骤，从而确保您每次注射了足够的胰岛素。

1. 如果您使用胰岛素笔，请如图中所示握住胰岛素笔：

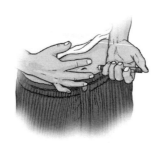

如果您使用注射器，如图中所示捏住注射器：

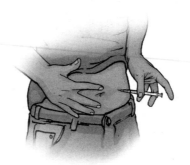

2. 将针头垂直扎入皮肤。

3. 按下胰岛素笔末端的旋钮或者注射器针栓完成注射。缓慢地从1数到10，然后拔出针头。

4. 从皮肤内拔出针头，把针头或者注射器丢弃在锐器收纳盒中。（锐器的处置见第5页。）

胰岛素的注射部位

　　腹部是注射胰岛素最方便的一个部位。您也可以在身体的其他部位进行注射。下面的这张示意图列出了几个注射胰岛素的最佳部位。

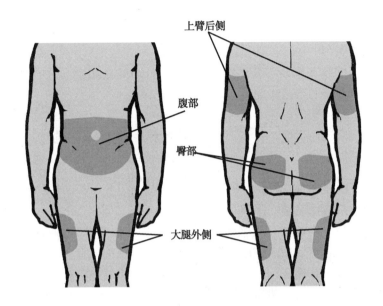

上臂后侧

腹部

臀部

大腿外侧

胰岛素注射小贴士

- 每次注射选择不同的部位
- 与上一次的注射部位保持1英寸（约2.5cm）以上的距离
- 避开在手术瘢痕处注射
- 与肚脐保持1英寸（约2.5cm）以上的距离

胰岛素的保存

胰岛素的保存地点和存放时间主要取决于：

- 使用的胰岛素的种类
- 胰岛素储存于瓶子、一次性胰岛素笔还是笔芯中

胰岛素瓶的保存

未启用的胰岛素瓶需要保存在冰箱中，且最好在瓶身标识的有效期内使用。别忘了在您的冰箱中储存备用的胰岛素。

已经启用的胰岛素瓶可以在室温下（46～86℉或者8～30℃）或者在冰箱中保存。一旦胰岛素瓶被打开，里面的胰岛素就只能在有限的时间内使用了。查看瓶子上的信息以了解胰岛素瓶启用后的使用时间。记录下您第一次打开一瓶新的胰岛素的时间，并且在瓶身标识有效期内使用。

一次性胰岛素笔和笔芯的保存

未启用的一次性胰岛素笔和笔芯需要保存在冰箱中，且最好在笔和笔芯外包装上标识的有效期内使用。别忘了在您的冰箱中储存备用的未使用过的一次性胰岛素笔或笔芯。

已经使用的一次性胰岛素笔和笔芯在室温下（46～86℉或者8～30℃）保存，不要放在冰箱中。一旦一次性胰岛素笔或笔芯被打开，里面的胰岛素就只能在有限的时间内使用了。查看包装上的信息以了解一次性胰岛素笔和笔芯开封后的使用时间。

解决问题

　　在您的血糖水平过高、过低或者身体出现不适时，您管理自己的糖尿病就会存在一些困难。

低血糖

　　通常情况下，您的血糖水平在一天中会起伏波动。当血糖水平降得过低时就意味着低血糖，但不同患者低血糖的界值也不同。低血糖对糖尿病患者的损害十分严重，您需要重视您的低血糖，一旦出现低血糖需要立即处理。

　　导致血糖过低的原因主要包括：摄入了较少的碳水化合物；未及时用餐或加餐；身体活动量较平时过多；胰岛素使用量过多。请您在医生的帮助下找到原因，并采取措施预防低血糖的再次发生。本书第7～8页讲解了低血糖的诊断标准、可能诱发低血糖的原因、低血糖的症状以及低血糖处理的15法则，请您参考阅读。

低血糖的症状

无论您患有哪种糖尿病，当您的血糖水平过低时，你可能都会感觉虚弱、颤抖、头晕眼花、出汗、易激惹、意识不清或饥饿感。

低血糖的处理

低血糖会给您带来严重的危害，因此，当您的血糖较低时，需要立即测量血糖。若低于医生制定的临界值（即使未出现低血糖症状），请遵循"低血糖处理的 15 法则"；若您无法测量血糖，但已经出现低血糖症状时，请进食 15g（1 份）碳水化合物并尽快测量血糖。

纠正低血糖可选择的含碳水化合物的食物

下列每一种食物都是 1 份（15g）碳水化合物。请记得随身携带一些碳水化合物。

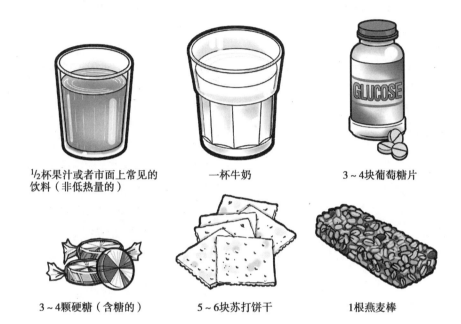

½杯果汁或者市面上常见的饮料（非低热量的）	一杯牛奶	3～4块葡萄糖片
3～4颗硬糖（含糖的）	5～6块苏打饼干	1根燕麦棒

当出现低血糖需要帮助时

如果出现低血糖，您可能会感到头晕、意识不清、晕倒或者癫痫发作。这时，您可能就无法再自己进食 15g 的碳水化合物了，而需要有人帮您注射胰高血糖素。胰高血糖素是一种激素，它能把肝脏储存的葡萄糖释放入血液中，使血糖水平升高。

胰高血糖素存放在试剂盒中，它是一种处方药。糖尿病管理团队可以给您开具此处方。把胰高血糖素试剂盒存放在家中以及您经常待的其他地方，并向您的家人、朋友或者同事演示如何为您注射胰高血糖素。

在得到别人帮助注射了胰高血糖素后，请联系医生，与他们共同找出这次低血糖的起因。

医学标识物

穿戴一些医学标识物，让其他人知道您患有糖尿病。在您出现低血糖昏迷、意识不清的情况下，这些医学标识物可以让其他人意识到您的危急情况并及时施救。

高血糖

　　您的治疗方案旨在将您的血糖水平保持在目标范围内。即使这样，某些时候您的血糖水平仍然会偏高，这种血糖过高的现象就称为*高血糖症*。

可能引起高血糖的原因

- 碳水化合物的摄入量比平时多
- 身体活动比平时少
- 情绪紧张或身体不适，如生病
- 忘记使用或没有使用足够量的胰岛素
- 使用了过期或保存不当的胰岛素
- 使用类固醇药物（如强的松或者可的松）

高血糖的症状

　　血糖水平偏高可能会导致下列症状：

- 口渴
- 疲劳
- 多尿
- 视力模糊

纠正高血糖

　　身体活动有助于降低血糖水平。如果您的血糖水平较高，可以走一走或进行一些身体活动。然而，当您有酮症时，通过身体活动纠正高血糖是有风险的。更多关于酮症的信息，请参见第66~67页。如果您的血糖水平经常过高，糖尿病管理团队可能就需要更改您的饮食和身体活动计划，或对胰岛素使用计划作出调整。

了解酮症

当体内的胰岛素不足、不能利用葡萄糖获取能量时，人体就会开始分解脂肪。

脂肪燃烧会生成酮，其对身体无益。酮体是一种会在人体尿液和血液中聚积的酸性物质。这种聚集会迅速发生，引发一种严重的后果——*糖尿病酮症酸中毒*（DKA）。如果治疗不及时，糖尿病酮症酸中毒的后果会非常凶险。

何时检查酮体

- 您的血糖水平连续两次超过 300mg/dl（16.7mmol/L），并且您自己找不到原因。
- 生病的时候。（每 2～3 小时需检查一次，直到出现阴性结果或者只有微量的酮。）

如何检查酮体

可以在尿液或血液中检查酮体。

尿酮检查　用专用的试纸条测试您尿液中的酮含量。大多数的医院药房或者药店可以买到这种试纸条。装试纸条的瓶子一经开封，要在 6 个月内使用完。超出有效期，这些试纸条就失效了。

血酮检查　某些血糖仪也可以测试血液中酮的含量，只要用一张血酮检测试纸就可以做到。如果您有这种血糖仪的话，可以按照血糖仪的说明书进行血酮检查。

检测尿酮的步骤：

1．排尿时直接将尿液滴在尿酮试纸条上（或者将尿液留在一个杯子中，然后用试纸条蘸一下尿液）。轻轻地弹一下试纸条，甩掉多余的尿液。

2．等待15秒。

3．将试纸条的颜色与试纸包装盒上的色卡进行比对。

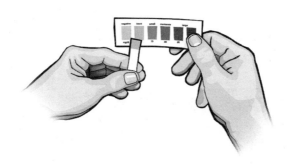

4．找到试纸包装盒上与试纸颜色相匹配的文字（阴性、微量、少量、中等量或大量），把这个检测结果写到您的糖尿病记录本上。

5．如果出现中等量到大量的酮体，请立即与您的医生联系。他们将会调整您的胰岛素用量。

何时需要立即寻求帮助

　　下面列出了糖尿病酮症酸中毒的症状，如果您出现其中任何一种症状，请立即让人送您到医院急救中心或者拨打120急救电话。

● 严重的胃痛
● 呕吐或者腹泻超过6个小时
● 呼吸困难

生病时的注意事项

生病时,如患上感冒、流感或者感染时,您需要更加关注自己的糖尿病。疾病会给您的身体带来额外的压力,并且使血糖迅速升高。这段时间内您需要每2~3小时检测一次血糖和酮体的水平,并将这些检测结果记录在糖尿病记录本上。

请像往常一样继续使用胰岛素,并尽可能执行饮食计划。即使您的胃肠不舒服,也要试着摄入少量的碳水化合物,可以喝大量的无糖液体,如水、肉汤或者茶水。

如果出现下列情况,请联系您的医生:

- 血糖检测结果连续2次超过300mg/dl(16.7mmol/L),并且您自己找不到原因
- 出现中等量或大量的酮体
- 生病期间不止1次的出现血糖低于70mg/dl(3.9mmol/L)
- 呕吐或者腹泻超过6小时

保持良好的健康状态

患上糖尿病，您需要以积极的态度和方式来学习糖尿病的知识，和糖尿病管理团队一起控制好血糖水平。

关注情绪健康、预防并发症并遵循糖尿病治疗方案有助于引领您保持长期的健康状态。

情绪健康

随着时间的推移，人们会以不同的方式适应糖尿病的生活。请对自己和每一个想要帮助您的人多一点耐心。

向您的家人、朋友以及糖尿病管理团队寻求帮助，继续做您喜欢的事情。

即便如此，糖尿病带来的情绪、生理和行为的改变仍然是一个挑战。如果感到沮丧、焦虑或压力，请与您的管理团队、家庭成员、朋友或心理咨询师进行沟通。您并不孤单！

您可能想得到心理医生或者专门从事糖尿病研究的精神健康方面的专家的帮助。

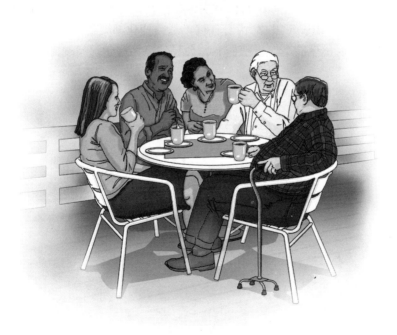

预防并发症

　　研究显示：管理糖尿病有助于预防、延迟其他严重的健康问题的发生和发展。高血糖会损害您的大血管和小血管，并导致糖尿病并发症的发生。其他因素（如吸烟、高血压和胆固醇水平异常）也会导致健康问题。

　　您可以通过执行饮食计划、身体活动计划，按时服用糖尿病药物和戒烟来保持健康。下面是一些有助于预防或者延迟并发症的方法。

- **心血管疾病**　定期检查血压、胆固醇、甘油三酯和肾功能。咨询医生您是否需要每天服用阿司匹林。
- **肾脏疾病（肾病）**　每年进行一次微量白蛋白检测和肾小球滤过率检测能够帮助检查肾脏的功能。
- **眼部疾病（视网膜病）**　每年做一次散瞳检查。出现任何视力变化都要告知医生。
- **足部神经损害（神经疾病）**　请医生定期为您做足部检查，足部感觉发生任何改变都要告知他们。每天检查足部，尽早发现皮肤变化和伤痛。穿大小合适的袜子和舒适的鞋子以保护足部。
- **其他神经损伤**　神经疾病也会引起胃、肠、膀胱以及性功能的问题。如果您有任何不适请告知医生。
- **口腔健康问题**　每6个月做1次牙科检查。每天刷两次牙并用牙线清洁牙齿。口腔、牙龈、牙齿有任何不适或变化都要告知牙科医生。
- **脑**　频繁出现的高血糖或低血糖会导致记忆和学习问题。

糖尿病随访计划

　　定期随访对于糖尿病患者来说非常重要，无论您的糖尿病为何种类型，都需要严格按照糖尿病随访计划进行随访，具体内容请参见第9页。

说明

下一次随访时的疑问

第三篇　2型糖尿病

发现自己患有2型糖尿病

如果您患了2型糖尿病，其实您并不孤单。在美国，大约有2900万的人患有糖尿病，其中有90%～95%为2型糖尿病。尽管糖尿病是一种终身性疾病，但是您依然可以拥有一个充实的、充满活力的生活。您的**糖尿病管理团队**是帮助您管理糖尿病的一个重要资源。除了您自己之外，您的团队可能还包括以下角色：

- 家庭医生
- 内分泌科专家（糖尿病专科医生）
- 注册护士
- 注册营养师
- 糖尿病教育者（通常是糖尿病专业的注册护士或注册营养师，也可以是其他医疗卫生专业人员）
- 心理医生，社会服务者，或者药剂师
- 协调员

在您的糖尿病管理团队、家人以及朋友的共同支持下，您依旧可以生活得很好。

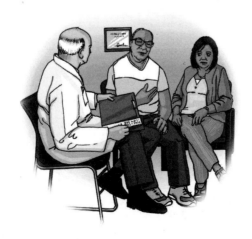

什么是糖尿病

高血糖是糖尿病的重要特征,长期存在的高血糖会引起许多健康问题。在文章最初,我们已经对什么是糖尿病进行过详细的描述,您可参见第 1 页来加深印象。

人体如何利用葡萄糖

人体利用葡萄糖是一个复杂的过程,在前文中我们已经进行过详细的讲解,详见第 1 页。

什么是 2 型糖尿病

患 2 型糖尿病时，人体不能有效地利用胰岛素。由于细胞发生了胰岛素抵抗，使得葡萄糖难以进入细胞。久而久之，胰腺分泌的胰岛素越来越少。最终，您可能需要使用口服降糖药、非胰岛素类注射药物，或者胰岛素来避免血糖水平升得过高。

2 型糖尿病的危险因素

您的家族史、既往病史以及生活方式等因素都可能会增加您患 2 型糖尿病的风险。回答下一页的问题有助于确定您的危险因素。也可以让您的家人一起回答这些问题。因为如果您患上了 2 型糖尿病，您的兄弟姐妹以及孩子等都会有患病的可能。

为了解您患上 2 型糖尿病的危险因素，请回答下列问题。如果您的回答为"是"，表示您有这项危险因素。

	是	否
您是否曾被告知您的血糖水平比较高或者您处于糖尿病前期？	□	□
您的年龄是否大于 45 岁？	□	□
您的家人中是否有糖尿病患者？	□	□
您是否超重？	□	□
您是否有高血压？	□	□
您是否不经常运动？	□	□
您是否曾患妊娠期糖尿病？或者您孩子出生时的体重超过 4kg？	□	□
您是否有心血管疾病？	□	□
您的胆固醇或甘油三酯水平是否异常？	□	□
您是否吸烟？	□	□
您是否有多囊卵巢综合征？	□	□
您是否患黑棘皮病（颈后、腋窝、肘部或身体其他部位有黑色的、天鹅绒样的皮肤）？	□	□

2型糖尿病的诊断

　　检测血糖水平的方法有多种，医生会用其中一种或几种来检测您的血糖水平，并确定您是否患上糖尿病。这些方法已在前文中做过详细的讲解，请见第2页。

2 型糖尿病的症状

您可能会有下列这些常见症状：
- 易劳累
- 视力模糊
- 伤口持久疼痛，难以愈合
- 皮肤干燥、发痒
- 感染（或常复发的感染）
- 手脚麻木或刺痛感

大多数的症状都会随着治疗而消失。进行糖尿病管理不仅可以使您感觉更好，同时也有助于预防或延缓糖尿病相关的健康问题。

糖尿病随时间的变化

随着时间的推移，糖尿病的病情会自然地出现变化，这些变化发生的时间因人而异。但对所有的糖尿病病人而言，病情会延绵数年。可能出现的变化包括：
- 机体细胞对胰岛素产生抵抗
- 刚开始胰腺会分泌较多的胰岛素，之后越来越少

当发生这些改变时，您的治疗方案也需做出相应调整，医生可能会为您增加药物种类或者改变药物剂量。

许多 2 型糖尿病患者需要联合用药，大多数人最后都需要注射胰岛素。

胰岛素是一种能够切实降低血糖水平的药物。除了胰岛素以外，也有一些方便服用而且疗效很好的药物。

糖尿病的管理

您可以通过了解糖尿病病情、治疗方案、检测血糖以及遵医嘱服药等方式来管理糖尿病，也可以和糖尿病管理团队一起，学习饮食和身体活动如何影响血糖水平。

糖尿病健康教育

糖尿病将会给您的生活带来许多变化，这也意味着您需要承担新的责任并掌握新的技能。

糖尿病健康教育有助于您更好的理解和管理糖尿病。您对糖尿病了解得越多，您管理糖尿病的信心也就越多。糖尿病教育者在糖尿病管理方面很有经验，可以帮助您实现治疗目标。

一些诊所或者专门的课程会提供糖尿病健康教育。您所在的社区也可能会成立一些由糖尿病患者和他们的家人组成的自我管理小组。您可以向糖尿病教育者咨询这些服务。

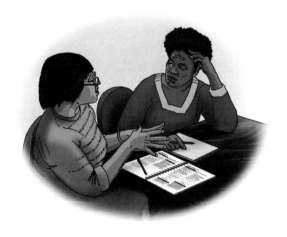

监测血糖

　　监测血糖很重要，它是管理糖尿病的重要手段。监测血糖的方法和意义在前文中我们做过讲述，请见第 3 页。

糖化血红蛋白检测

　　糖化血红蛋白检测十分有必要，您需要定期进行检测。关于糖化血红蛋白检测，在前文中我们已进行过详细的讲解，您可以参见第 3 页来加深理解。

糖化血红蛋白和平均血糖值估计值

　　糖化血红蛋白结果除了能用百分比表示以外，还能用平均血糖估计值（eAG）来表示。平均血糖估计值（eAG）所表示的意义及其与百分比之间的换算在第3～4页曾做过详细的讲解，您可以参照前文进行巩固。

血糖检测

血糖检测是了解您糖尿病控制成功与否的另一个重要途径。这项检测只需花费几秒钟就可以完成，您可以用血糖仪来自测血糖。

血糖检测结果能够告诉您检查时的血糖水平。在糖尿病记录本中记录下每次的血糖检测结果。

血糖检测目标

下表给出了不同检测时间的推荐血糖控制目标。医生可能会基于您的健康需求帮您制定不同的控制目标。

每个人的血糖水平在餐后都会上升，这是正常现象。有时血糖水平会超出目标范围，这也是可以的。如果至少一半的血糖检测值在目标范围内，说明您已经做得很好了。

检测时间	糖尿病患者血糖控制目标	我的目标 （如果不同）
餐前	70～130mg/dl（3.9～7.2mmol/L）	
餐后1～2小时	<180mg/dl（10.0mmol/L）	

何时测血糖

在刚被诊断为糖尿病时，每天最好能够测量3次血糖：

1. 早餐前

2. 进餐量最大的一餐之前

3. 进餐量最大的一餐开始后1～2小时

当您大部分的检测结果都能够控制在目标范围内以后，就可以适当减少测量频次了。

如何测血糖

用血糖仪测血糖是您必备的技能之一，具体的测血糖步骤在前文第4页中有指导，您可以参考学习或者通过血糖仪的说明书了解更多信息。

血糖检测小贴士

- 试纸条要室温保存（46～86℉，或者8～30℃）
- 试纸条要避光、干燥、密封保存
- 不要使用过期的试纸条

锐器的处理

您需要妥善处理使用过的锐器，处理方法您可以参见本书第5页。

治疗计划

2型糖尿病的治疗通常先从饮食和身体活动调节开始。您的治疗方案可能也会包括口服降糖药、非胰岛素类注射药物、胰岛素或者联合用药。

治疗2型糖尿病的目的是让您感觉更好并且：

- 将血糖水平控制在目标范围内
- 延迟或预防糖尿病相关的健康问题
- 将糖尿病管理融入生活

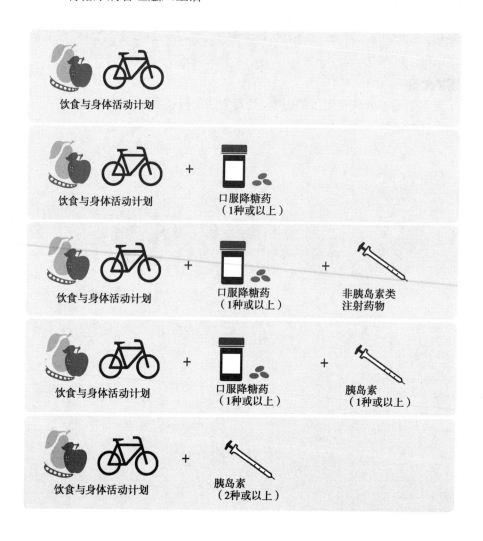

86

饮食计划

人体摄入的食物中含有碳水化合物、蛋白质和脂类。其中，碳水化合物会影响人体的血糖水平。执行饮食计划有助于保持摄入的碳水化合物与人体分泌的或所使用的胰岛素的动态平衡。

每天少食多餐是最好的。如果在一次正餐或者加餐时摄入了过量的碳水化合物，您的血糖水平可能会升得过高。如果摄入的碳水化合物过少，您的血糖水平则可能降得过低。

您的营养师会基于以下几点为您制定饮食计划：

- 您一般吃什么、什么时候吃、吃多少
- 生活方式，包括身体活动水平
- 健康需求和目标体重
- 糖尿病用药（如果有）

您不需要吃某类特定的食物，告诉营养师您平时经常吃什么、喝什么即可。

健康饮食小贴士

- 饮食规律，每日三餐，定时用餐
- 如果在两餐之间感到饥饿，可适当加餐，例如1块水果、4～6块饼干或者1杯牛奶
- 限制糖和酒精的摄入
- 不喝普通饮料、运动饮料、柠檬茶以及含糖茶饮品。限制果汁的量在½杯以内
- 适量饮食

含碳水化合物的食物

含碳水化合物食物对人体十分有益,应该每餐都摄入。碳水化合物食物为人体提供能量,而且含有重要的营养物质、膳食纤维、维生素和矿物质。

含碳水化合物的食物包括:

- 面包、玉米面饼、咸饼干和扁面包
- 谷物、米饭和意大利面
- 玉米、豌豆、土豆、红豆和黑豆
- 水果和果汁
- 牛奶和酸奶
- 糖果、曲奇、冰淇淋和其他甜点
- 普通饮料(非低热量)、运动饮料、柠檬茶和其他含糖茶饮品

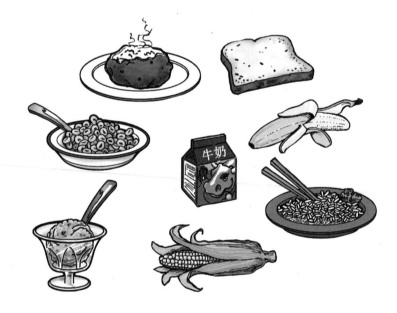

低或不含碳水化合物的食物

　　肉类、禽类、鱼类和脂肪不含碳水化合物，所以这些食物不会影响您的血糖水平。而且这些食物可以提供蛋白质及其他营养物质，因此也是饮食计划的重要组成部分。为了保护心脏，要选择食用瘦肉和健康的脂类。

　　大多数蔬菜含有极少的碳水化合物，因此，其对血糖水平的影响不大。像绿叶蔬菜、西蓝花、胡萝卜和彩椒一类的蔬菜都含有大量的维生素、矿物质和膳食纤维，这些蔬菜想吃多少就吃多少。

　　无糖饮料同样不含碳水化合物，如咖啡、茶和减肥软饮料。

　　营养师会为您制定一份适合您的饮食计划。

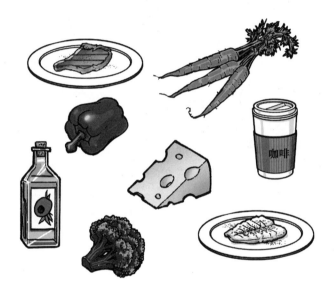

碳水化合物的计数

　　某些饮食计划利用计算碳水化合物含量的方法（碳水化合物的计数）来平衡碳水化合物和胰岛素。碳水化合物的计数是记录碳水化合物摄入量的一种方法。

　　您可以通过计"份"法和计"克"法来进行碳水化合物的计数。一份碳水化合物是指含有约15g碳水化合物的一份食物。

　　许多饮食计划中每顿正餐包含3～4份碳水化合物，每顿零食/加餐包含1～2份碳水化合物。您可以选择您想吃或想喝的含有碳水化合物的食物。

　　计算所摄入的碳水化合物的份数，有助于使血糖水平保持在目标范围内。尽量按照饮食计划定量摄入碳水化合物。无论出于何种原因，如果您需要调整饮食计划中碳水化合物的数量，糖尿病教育者都会为您提供帮助。

一份碳水化合物=

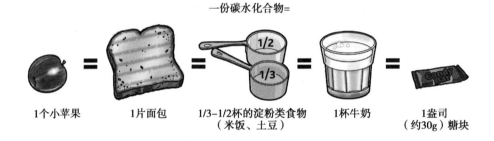

1个小苹果　　　　1片面包　　　1/3–1/2杯的淀粉类食物　　1杯牛奶　　　　1盎司
　　　　　　　　　　　　　　　（米饭、土豆）　　　　　　　　　（约30g）糖块

身体活动

身体活动有助于降低血糖水平，从而帮助您更好地管理糖尿病。长期、规律的身体活动将有助于机体更有效地利用胰岛素。

身体活动还可以：

- 改善心脏健康和胆固醇水平
- 降低血压
- 减少压力
- 使您精力充沛
- 增加力量、耐力和灵活性
- 帮助保持健康体重

增加身体活动水平并执行饮食计划可能会帮助您减轻体重。只要体重平稳地减轻10磅（约4.5kg）就有助于改善您的血糖水平。

在开始任何一项身体活动之前，一定要咨询医生。还有，如果您在使用胰岛素或某些降糖药的情况下，又进行身体活动，您的血糖水平可能会降得过低。记得随身携带一些小零食，以备不时之需。更多关于低血糖的知识请参见第7～8页。

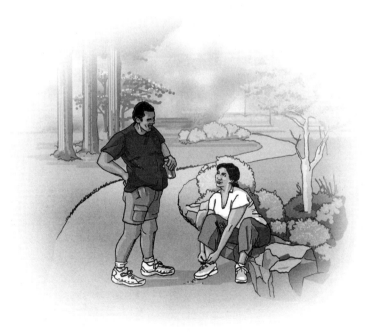

身体活动的类型

身体活动包括使您的身体动起来的任何形式。这些活动可以非常简单，如爬楼梯或庭院劳动。另外还有一些其他的例子：

- 散步
- 跳舞
- 骑自行车
- 游泳或者水中有氧运动
- 园艺

多少身体活动能够满足人体需要

为获得最大的健康收益，每周至少应有5天时间进行不少于30分钟的身体活动。您无须一次性完成这30分钟的活动。试着每次活动至少10分钟，并朝着总量30分钟的目标努力。

力量

力量训练对每个人都非常重要。每周进行两次大肌群的训练不仅可以增强肌肉的力量，同时也有助于防止肌肉和骨骼的流失。

身体活动小贴士

- 把身体活动作为首要的事情
- 选择喜欢的身体活动
- 每个季节都有一项相应的身体活动
- 循序渐进，当您适应了某项活动之后再逐渐增加活动时间与频次

糖尿病用药

有些人通过使用药物来降低血糖水平，他们的身体需要额外的帮助来使血糖水平达标。

口服降糖药

口服降糖药通常是医生进行药物治疗的首选，医生会确定哪种药物最适合您的健康需求。您可能需要使用一种以上的药物。

不是每一位患者都适合口服降糖药。医生会根据您的健康状况来选择药物。如果您出现以下情况，医生会向您推荐一些特定的药物：

- 肾脏、肝脏疾病或者其他严重的健康问题
- 每天饮酒超过 2 份推荐量（约 720ml 啤酒或 300ml 红酒或 30ml 高度烈酒或 90ml 低度烈酒）

非胰岛素类注射药物

吃东西时，您的肠道会分泌一种名为肠促胰岛素的激素。如果您的血糖水平上升的话，肠促胰岛素会有助于您的胰腺释放胰岛素。

对于一些糖尿病患者而言，注射肠促胰岛素类药物有助于控制血糖和降低食欲。您可以将非胰岛素类注射药物和口服降糖药联合使用，医生会告诉您非胰岛素类注射药物是否适合您。

胰岛素

胰岛素是治疗糖尿病的药物之一，前文中对胰岛素的类型及其作用做过详细的讲解，您可以参考第6页进行学习。

解决问题

当出现下列情况时，您管理糖尿病可能会面临困难：

- 血糖水平降得过低
- 血糖水平升得过高
- 生病时

低血糖

低血糖症若不能及时得到纠正是很危险的，请参见本文第 7～8 页对低血糖的症状、可能诱发低血糖的原因以及如何处理低血糖进行巩固学习。

纠正低血糖可选择的含碳水化合物的食物

　　下列每一项都是 1 份（15g）碳水化合物。请记得随身携带一些碳水化合物。

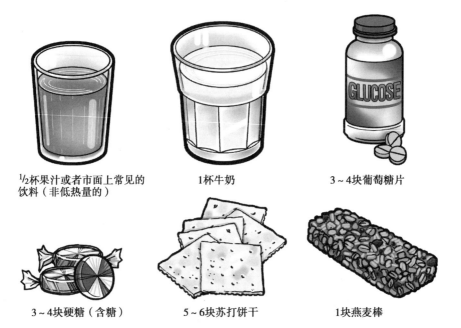

½ 杯果汁或者市面上常见的　　　1杯牛奶　　　　　　　3～4块葡萄糖片
饮料（非低热量的）

3～4块硬糖（含糖）　　　　　5～6块苏打饼干　　　　　1块燕麦棒

高血糖

您的治疗方案的目的就是使血糖水平达标。即使这样,某些时候您的血糖水平仍然会偏高,这种血糖过高的现象称为*高血糖症*。

> **可能引起高血糖的原因**
>
> - 碳水化合物的摄入量比平时多
> - 身体活动比平时少
> - 情绪紧张或身体不适,如生病
> - 忘记使用糖尿病药物
> - 没有使用足够的糖尿病药物
> - 使用类固醇药物,如强的松或者可的松

高血糖的症状

尽管并非每个人都会出现高血糖症状,但一旦出现高血糖的症状,您的血糖水平已经非常高了,这些症状包括:

- 口渴
- 疲劳
- 比平时多尿
- 视力模糊

高血糖的处理

如果您的血糖水平较高,可以走一走或进行一些其他的身体活动,这样有助于降低血糖水平。

如果您的血糖水平经常过高,糖尿病管理团队就可能需要更改您的饮食和身体活动计划,或对您的糖尿病药物治疗方案做出调整。

生病时的注意事项

生病时，如患上感冒、流感或者感染时，您需要更加关注自己的糖尿病。疾病会给您的身体带来额外的压力，并会使血糖迅速升高。这段时间内检测血糖的频率要比平时更频繁一些。

尽可能执行饮食计划，即使您的胃肠不舒服，也要试着摄入少量的碳水化合物。

如果出现下列情况，请联系您的医生：

- 大部分的血糖检测结果都超过 300mg/dl（16.7mmol/L），而且您自己找不到原因
- 生病期间不止 1 次的出现血糖低于 70mg/dl（3.9mmol/L），并且出现了低血糖症状（详见 7 页）
- 呕吐或者腹泻超过 6 小时

保持良好的健康状态

患上糖尿病，您需要以积极的态度和方式来学习糖尿病的知识，和糖尿病管理团队一起控制好血糖水平。关注情绪健康、预防并发症并遵循糖尿病治疗方案有助于您保持长期的健康状态。

情绪健康

随着时间的推移，人们会以不同的方式适应糖尿病的生活。请对自己和每一个想要帮助您的人多一点耐心。

向您的家人、朋友以及糖尿病管理团队寻求帮助，继续做您喜欢的事情。

即便如此，糖尿病带来的情绪、生理和行为的改变仍然是一个挑战。如果感到沮丧、焦虑或压力，请和您的管理团队、家庭成员、朋友或心理咨询师沟通。您并不孤单！

您可能想得到心理医生或者专门从事糖尿病研究的精神健康方面的专家的帮助。

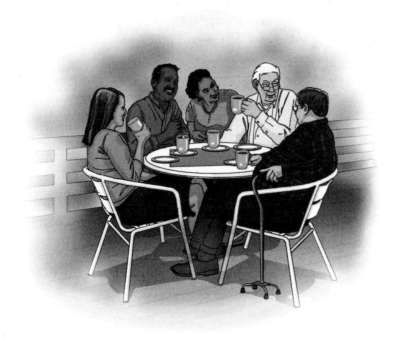

预防并发症

研究显示：管理糖尿病有助于预防、延迟其他严重的健康问题的发生和发展。高血糖会损害您的大血管和小血管，并导致糖尿病并发症的发生。其他因素（如吸烟、高血压和胆固醇水平异常）也会带来健康问题。

您可以通过执行饮食计划、身体活动计划，按时服用糖尿病药物和戒烟来保持健康。下面是一些有助于预防或者延迟具体健康问题的方法。

- **心血管疾病** 定期检查血压、胆固醇、甘油三酯（三酰甘油）和肾功能。咨询医生您是否需要每天服用阿司匹林。
- **肾脏疾病（肾病）** 每年进行一次微量白蛋白检测和肾小球滤过率检测能够帮助检查肾脏的功能。
- **眼部疾病（视网膜病）** 每年做一次散瞳检查。出现任何视力变化都要告知您的管理团队。
- **足部神经损害（神经疾病）** 请您的临床医生定期为您做足部检查，足部感觉发生任何改变都要告知他们。每天检查足部，尽早发现皮肤变化和伤痛。穿大小合适的袜子和舒适的鞋子以保护足部。
- **其他神经损伤** 神经疾病也会引起胃、肠、膀胱以及性功能的问题。如果您有任何不适，请告知您的临床医生。
- **口腔健康问题** 每6个月做1次牙科检查。每天刷两次牙并用牙线清洁牙齿。口腔、牙龈、牙齿有任何不适或变化都要告知您的牙科医生。
- **大脑** 频繁出现的高血糖或低血糖会导致记忆和学习问题。

糖尿病随访计划

糖尿病随访计划可以帮助您更好地管理糖尿病，具体参见第9页。

第四篇 妊娠糖尿病

照顾您自己和宝宝

发现您患有妊娠糖尿病

如果您患有妊娠糖尿病，您并不孤独。有高达 18% 的孕妇会出现这种情况，这是孕期最常见的问题之一。

发现自己患有妊娠糖尿病可能会使得您很难过，但您应该明白您可以做很多事情来保持自己和宝宝的健康。本书该部分内容将会给您提供妊娠糖尿病的一些基础知识和管理妊娠糖尿病的相关技能。

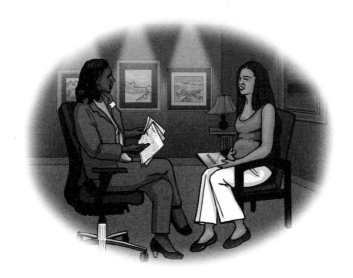

什么是妊娠糖尿病

妊娠糖尿病是指在孕后期血液中葡萄糖水平过高的一种代谢状态。高血糖会给您和宝宝带来许多健康问题。

人体如何利用葡萄糖

关于人体如何利用葡萄糖，您可以参考阅读本书的第 1 页获得更详细的讲解。

妊娠如何影响葡萄糖

当怀孕后,您的身体通过胎盘向宝宝传输葡萄糖,这些葡萄糖提供宝宝生长发育所需要的能量。

胎盘也会分泌一些激素,这些激素会使细胞发生胰岛素抵抗,从而使得葡萄糖难以进入到细胞中。因此,胰腺就需要额外的胰岛素来调节血糖水平。

在孕后期,孕妇需要的胰岛素比平时多 2~3 倍。由于患有妊娠糖尿病,胰腺不能分泌这些额外的胰岛素,结果就导致了太多的葡萄糖聚集在血液中,这些额外的葡萄糖都会传输给宝宝。

对大多数女性来说,妊娠糖尿病都会在宝宝出生后消失。

妊娠糖尿病对宝宝的影响有哪些

如果血液中有太多的葡萄糖，您的身体就会将多余的葡萄糖传输给宝宝。这将会导致您的宝宝：

- **巨大儿**　如果您的宝宝在子宫内生长超过 9 磅（4kg）重，发生出生伤害的风险就会增加，或有进行剖宫产的必要。出生时体重过大的宝宝也将会面临体重方面的健康问题。
- **出生后低血糖**　如果在分娩和出生时您的血糖水平过高，宝宝就会分泌额外的胰岛素来调节来自于您的多余的葡萄糖。当脐带剪断以后，宝宝就会停止接受这种额外的葡萄糖。这时，如果您的宝宝还有多余的胰岛素，就可能会使宝宝在出生后几小时血糖水平降得过低。

为了预防这些问题的发生，在确诊为妊娠糖尿病后，您应该采取一些措施避免孕期以及分娩过程中血糖水平升得过高，这一点非常重要。

妊娠糖尿病的诊断

妊娠糖尿病通常不会有任何症状，想要证实自己是否患有妊娠糖尿病，您需要在怀孕第 24～28 周期间做一个**口服葡萄糖耐量试验（OGTT）**。如果医生认为您是妊娠糖尿病的高危人群，可能会要求您在孕早期（0～12 周）做这个试验。

这个试验先测量空腹血糖水平，即除水外至少 8 小时未摄入任何食物或饮料的血糖水平，然后喝一杯含糖饮料，一段时间后再次测量血糖水平。

口服葡萄糖耐量试验主要有两种类型，每种类型都有各自的测试时间和诊断界值，见下表。

检测时间	高于正常值	您的检测结果
空腹	≥92mg/dl（5.1mmol/L）	＿＿＿＿＿＿ mg/dl
1 小时	≥180mg/dl（10.0mmol/L）	＿＿＿＿＿＿ mg/dl
2 小时	≥153mg/dl（8.5mmol/L）	＿＿＿＿＿＿ mg/dl

如果您采用的是上面的检测方式，只要有 **1 个或以上的检测**结果高出正常值就会被诊断为妊娠糖尿病。如果您采用下面的检测方法，**有 2 个或以上的检测**结果高于正常值才会被诊断为妊娠糖尿病。

检测时间	高于正常值	您的检测结果
空腹	≥95mg/dl（5.3mmol/L）	＿＿＿＿＿＿mg/dl
1 小时	≥180mg/dl（10.0mmol/L）	＿＿＿＿＿＿mg/dl
2 小时	≥155mg/dl（8.6mmol/L）	＿＿＿＿＿＿mg/dl
3 小时	≥140mg/dl（7.8mmol/L）	＿＿＿＿＿＿mg/dl

妊娠糖尿病的管理

您可以通过了解妊娠糖尿病的病情、治疗方案、检测血糖以及遵医嘱服药等方式来管理妊娠糖尿病，也可以和糖尿病管理团队一起，学习饮食、身体活动和压力如何影响血糖水平。

糖尿病教育

糖尿病教育有助于您更好地了解和管理妊娠糖尿病。对妊娠糖尿病了解得越多，您就越有信心管理好它。专业的糖尿病教育者会帮助您实现治疗目标。

您可以在就诊期间和一些特殊的课程中获得妊娠糖尿病教育服务，请向您的管理团队咨询这些信息。

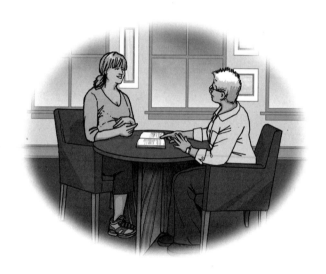

检测您的血糖

　　每天测几次血糖是了解您糖尿病控制成功与否的一个重要途径。只需几秒钟就可完成血糖的检测，可以用血糖仪来自测血糖。血糖检测结果能够告诉您检查时的血糖水平。

您的血糖目标

　　下表中提供了不同检测时间的血糖目标值。管理团队可能会为您制定不同的目标。

检测时间	血糖目标(mg/dl)	我的目标 （ 如果不同 ）
餐前	60～95mg/dl （3.3～5.3mmol/L）	
餐后 1 小时	<130mg/dl （7.2mmol/L）	

　　每个人的血糖水平在餐后都会上升，这是正常现象。有时血糖水平会超出目标范围，您的目标是让大多数的检测结果在目标范围内即可。

如何测血糖

使用血糖仪测血糖对妊娠糖尿病患者来说十分重要，请您阅读本书第4页，按照测量步骤来测量血糖。

何时测血糖

每天至少测 4 次血糖:

- 早餐前
- 吃第一口早餐后 1 小时
- 吃第一口午餐后 1 小时
- 吃第一口晚餐后 1 小时

管理团队可能会要求您检测其他时间的血糖,比如餐前、睡前或者夜间的血糖。

血糖检测小贴士

- 试纸条要室温保存(46~86℉,或者8~30℃)
- 试纸条要避光、干燥、密封保存
- 不要使用过期的试纸条

锐器的处理

您应该妥善处理测量血糖所产生的医疗废弃物,请参考阅读本书的第 5 页,了解如何处理这些锐器。

了解酮症

当体内的胰岛素不足、不能利用葡萄糖获取能量时，人体就会开始分解脂肪。脂肪是人体内除葡萄糖之外的第二大能量来源。

燃烧脂肪看起来是一件好事，但它会产生酮体。酮体是一种会在人体尿液和血液中聚积的酸性物质。酮体的出现说明您和宝宝所需要的营养得不到满足。

出现以下情况时，您的身体会产生酮体：

- 未摄入足够的碳水化合物（见 114 页）
- 正餐与加餐间隔太久
- 体内的胰岛素不足

管理团队会向您示范如何检测酮体并告知您何时测量，他们还会告诉您出现酮体时该如何应对。

记录您的结果

在记录本上记录您所有的血糖检测结果，如果管理团队还要求您记录酮体的检测结果，也要记录在本子上。很多食物都会升高血糖水平，记录下您所摄入的食物及其分量，管理团队会告诉您何时追踪这些信息（通常是在就诊前的 3~7 天）。确认在每次就诊时带上记录本，这个信息会帮助您和管理团队确认治疗方案是否有效。

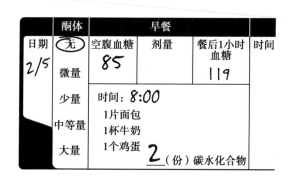

治疗方案

妊娠糖尿病的治疗通常先采用饮食调节。您的治疗方案可能也包括身体活动，口服降糖药物，或者胰岛素注射。管理团队将会根据您的健康需求帮助您制定一个治疗方案。

治疗妊娠糖尿病的目标是为了保证产程顺利并分娩一个健康的宝宝。为了达到这个目标，您的治疗方案将帮助您：

- 达到血糖控制目标
- 获得您和宝宝所需要的营养
- 在孕期增加合适的重量
- 防止产生酮体

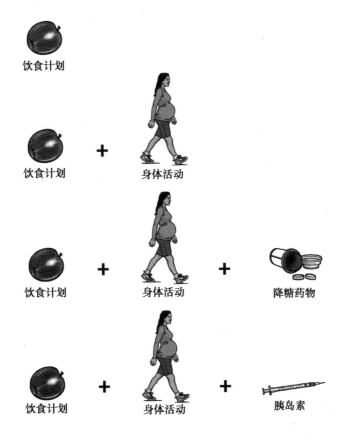

饮食计划

饮食计划　＋　身体活动

饮食计划　＋　身体活动　＋　降糖药物

饮食计划　＋　身体活动　＋　胰岛素

饮食计划

人体摄入的食物中含有碳水化合物、蛋白质和脂类。其中，碳水化合物会影响人体的血糖水平。饮食计划会告诉您每次用餐时应该摄入多少碳水化合物。执行饮食计划有助于保持碳水化合物与胰岛素的动态平衡。

您的饮食计划主要基于：

- 一般吃什么，什么时候吃，吃多少
- 孕期的目标体重
- 生活方式，包括身体活动水平
- 血糖水平

管理团队会和您一起制定一个饮食计划，这个计划会包含各种各样的健康食物。这样能够确保您和宝宝得到所必需的维生素、矿物质、蛋白质、碳水化合物和脂肪等营养。

含碳水化合物的食物

含碳水化合物的食物不仅可以为人体提供能量,而且含有重要的营养素、膳食纤维、维生素和矿物质。

含碳水化合物的食物有:

- 面包、玉米面饼、咸饼干和扁面包
- 谷物、米饭和意大利面
- 淀粉类蔬菜(玉米、豌豆和土豆)
- 红豆和黑豆
- 水果和果汁
- 牛奶和酸奶
- 糖果、曲奇、冰淇淋和其他甜点
- 普通饮料(非低热量)、运动饮料、柠檬茶和其他含糖茶饮

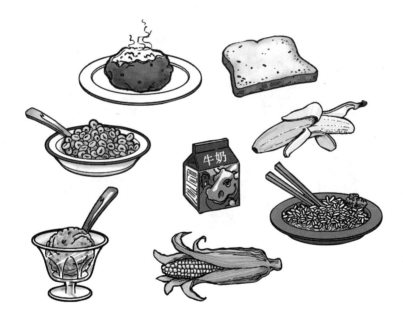

低或不含碳水化合物的食物

肉类、禽类、鱼类和脂肪不含碳水化合物，所以这些食物不会影响您的血糖水平。而且这些食物可以提供蛋白质及其他营养物质，因此也是饮食计划的重要组成部分。为了保护心脏，要选择食用瘦肉和健康的脂类。

大多数蔬菜含有极少的碳水化合物，因此其对血糖水平的影响不大。像绿叶蔬菜、西蓝花、胡萝卜和彩椒一类的蔬菜都含有大量的维生素、矿物质和膳食纤维，这些蔬菜想吃多少就吃多少。

无糖饮料同样不含碳水化合物，如咖啡、茶和减肥软饮料。

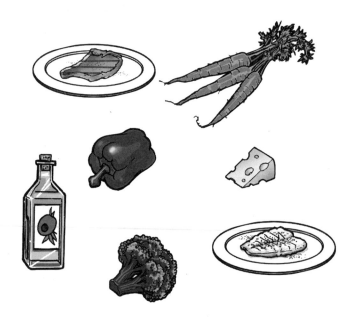

碳水化合物的计数

　　某些饮食计划利用计算碳水化合物含量的方法（碳水化合物的计数）来平衡摄入的碳水化合物和使用的胰岛素。碳水化合物的计数是记录您摄入多少碳水化合物的一种方法。

　　您可以通过计"份"法和计"克"法来进行碳水化合物的计算。一份碳水化合物是指含有约15g碳水化合物的一份食物。

　　计算食物中的碳水化合物的量有助于血糖水平达标。尽量按照饮食计划来摄入食物。无论何种原因，如果您需要调整饮食计划中碳水化合物的量，糖尿病管理团队会为您提供帮助。

一份碳水化合物=

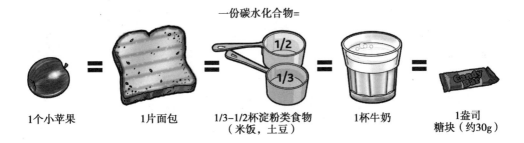

| 1个小苹果 | 1片面包 | 1/3–1/2杯淀粉类食物（米饭，土豆） | 1杯牛奶 | 1盎司糖块（约30g） |

糖

糖是一种碳水化合物。摄入添加大量糖的食物会使血糖水平过高。

新鲜的水果是不错的选择,它能满足您对甜食的喜好。与添加大量糖的食品比起来,添加了人工甜味剂的甜食是更好的选择。在孕期适量食用人工甜味剂是安全的。

有时您也可以享用一小份添加糖的食物,但请确保已经把它换算成碳水化合物计入饮食计划中。

添加了大量糖的食物

- 普通(非低热量)饮料或者其他含糖饮料
- 糖果和巧克力
- 大量的水果汁
- 蔗糖、蜂蜜和糖浆
- 果冻和果酱
- 甜点和酥皮糕点

什么时候吃

孕期要少量多餐，每天要安排 3 次少量的正餐和 2～4 次加餐，这样能确保您的宝宝在白天和夜间都能得到营养。

这样还有助于您得到足量的碳水化合物。如果您某一餐或加餐时摄入的碳水化合物太多，您的血糖水平会升得过高。如果摄入的碳水化合物太少，您的血糖水平可能会降得过低。

食物和血糖控制

夜间和早上的血糖水平最难控制，在睡前进食一些小零食有助于您和宝宝的血糖一整夜平稳。

您可能会发现血糖水平在早餐后是最高的。如果是这样的话，试着早餐少吃一点。如果早上很饿，试着在早餐中加入一些非淀粉类的蔬菜或者蛋白质类食物（比如花生酱和鸡蛋），这些食物不会升高您的血糖水平。上午吃点零食也能够减少饥饿感。

下面是一些保持您的血糖水平达标的饮食小窍门：

- 不要漏餐
- 计算摄入的碳水化合物。按照饮食计划中规定的碳水化合物的量进餐
- 限制高糖食品

一日食谱样例

下面是妊娠糖尿病患者一天的食谱样例。您每天的食谱可能会有所不同。

	食物	碳水化合物份数
早餐 2 份碳水化合物	1 片全麦面包	1
	1 个鸡蛋或者 1 汤匙花生酱	0
	1 茶匙人造黄油	0
	1 杯脱脂牛奶或低脂牛奶	1
上午加餐 2 份碳水化合物	1 个小苹果	1
	8 块动物饼干	1
午餐 4 份碳水化合物	2 片面包（用于火鸡三明治）	2
	2 盎司火鸡（约 60g）	0
	2 茶匙蛋黄酱	0
	½ 根香蕉	1
	1 杯原味酸奶或淡味酸奶	1
	生胡萝卜和芹菜条	0
下午加餐 2 份碳水化合物	2 块小饼干	1
	1 杯脱脂牛奶或低脂牛奶	1
晚餐 4 份碳水化合物	1 杯米饭或意大利面	3
	½ 杯熟西蓝花或小份晚餐沙拉	0
	3 盎司鸡胸肉（约 90g）	0
	1 茶匙油或 1 汤匙沙拉酱	0
	1 杯脱脂牛奶或低脂牛奶	1
晚餐加餐 2 份碳水化合物	6 块全麦饼干	1
	1 盎司奶酪（约 30g）	0
	½ 杯果汁	1

获得健康体重

从孕中期（怀孕中期 3 个月）开始，您的身体可能需要更多的热量。您每天所需要的热量取决于您怀孕前的体重和身体活动水平。执行饮食计划以确保热量的摄入不会过多或过少。

在孕期，体重应该缓慢地增加。孕期的前 3 个月您不需要增加太多的体重，之后，每周可以增加 ½～1 磅（0.2～0.5kg）。

孕期需要增加多少体重取决于您怀孕前的体重。下表提供了不同孕前体重下的增重目标。一般来说，瘦一些的女性在孕期需要增加的体重可以多一些，胖一些的女性需要增加的体重则要少一些。

孕前体重（基于体质指数，BMI）	增重目标（磅）
低体重（<18.5）	28～40 磅（13～18kg）
正常体重（18.5～23.9）	25～35 磅（11～16kg）
超重（24～27.9）	15～25 磅（7～11kg）
肥胖（≥28）	11～20 磅（5～9kg）

关注体重增加

如果您在孕前已经超重，您仍然需要增加一些体重以保证宝宝的生长发育。如果您觉得自己的体重增加过多过快的话，可以查阅您的食物记录看是否出现了下列情况：

- 一天中不止 1 次摄入高脂、高热量食物或快餐食品
- 吃了大份的甜品或每天不止摄入 1 份甜品
- 身体活动每天不足 30 分钟
- 蔬菜和水果摄入不足

管理团队会告诉您如何摄入更少的脂肪和更低的热量，以及如何安全地增加身体活动。这些有助于您控制体重的增加，同时保持血糖达标。

不要过于限制热量的摄入。如果您在白天感到饥饿或在夜晚被饿醒，可能是因为您吃的不够。在记录本上写下所有您摄入的食物，在下一次随访时把记录本带给管理团队看看，以决定是否需要调整饮食计划。

身体活动

怀孕期间尽量多进行身体活动，每天进行 30 分钟中等强度的身体活动比如散步，有助于身体更好地利用胰岛素从而降低血糖水平。身体活动也有助于您管理好体重，并且帮助您为分娩做好准备。

为了安全起见，在开始进行任何身体活动之前咨询您的管理团队。下面是进行身体活动的指南：

- 尽量在每天固定的时间进行身体活动，并保持相同的运动量和运动时间，这样有助于控制血糖。
- 如果您觉得运动过于激烈，可以放慢速度或休息一下。
- 在进行身体活动前后检测血糖。为防止出现低血糖，随身携带一份含碳水化合物的零食。
- 怀孕后期避免重体力劳动和高强度运动。
- 如果在进行身体活动时，您的下腹部变硬或痉挛，停止活动并联系医生。

糖尿病用药

您的治疗方案可能包括药物治疗，这可能是因为单纯的饮食和身体活动调节不足以使您的血糖达标。使用药物可以帮助您的血糖水平达标。

有两种类型的药物能安全治疗妊娠糖尿病：

- **格列本脲**是一种有助于胰腺分泌更多胰岛素的药片，在餐前的 15～30 分钟使用，或遵医嘱使用。
- **注射胰岛素**能像您身体分泌的胰岛素一样发挥作用。主要有两种类型的胰岛素：基础胰岛素和餐时胰岛素。基础胰岛素满足夜间以及正餐和加餐之间的胰岛素需求，餐时胰岛素满足正餐和加餐时的胰岛素需求。您可能需要一天两次、联合使用基础胰岛素和餐时胰岛素，一次在早餐前注射，另一次在晚餐前注射。

宝宝出生后，您可能将会停止使用格列本脲或者胰岛素。

解决问题

偶尔，您的血糖水平会超出目标，这时就需要检查血糖波动模式了。血糖波动模式是血糖连续几天都在每天的同一时间超出目标范围的现象。

- **高血糖波动模式**是连续 3 天血糖水平高于目标值。
- **低血糖波动模式**是连续 2 天血糖水平低于目标值。

血糖波动模式的出现意味着您的治疗方案需要调整。做好记录有助于发现您的血糖波动模式，从而可以采取措施使血糖水平达标。

高血糖

血糖过高的现象被称为*高血糖症*，它会使您的身体将多余的葡萄糖传输给宝宝，这会给您的宝宝带来健康问题（见第 106 页）。

可能引起高血糖的原因

- 碳水化合物的摄入量比饮食计划里要求的多
- 身体活动比平时少
- 情绪紧张或身体不适，如生病
- 忘记使用胰岛素或格列本脲
- 没有使用足够的胰岛素或格列本脲
- 使用过期或保存不当的胰岛素
- 使用类固醇药物（如强的松或者可的松）

高血糖的症状

尽管并非每个人都会出现高血糖症状，但一旦出现高血糖的症状，您的血糖水平已经非常高了，这些症状包括：

- 口渴
- 疲劳
- 比平时多尿

高血糖的处理

如果血糖经常过高，您的治疗方案将需要调整。

身体活动有助于降低血糖水平。如果您的血糖水平较高，可以走一走或进行一些身体活动。

低血糖

　　如果您使用胰岛素或格列本脲，您的血糖水平有时会过低。血糖过低的现象被称为*低血糖症*。在孕期，血糖水平低于 60mg/dl（3.3mmol/L）就是低血糖。严重的低血糖对您和宝宝都很危险。低血糖重在预防，请阅读本书第 7～8 页，了解低血糖的原因、低血糖的症状、以及如何处理低血糖（"低血糖处理的 15 法则"）。

纠正低血糖可选择的食物

纠正低血糖时所摄入的碳水化合物是额外增加的,不需要把这些食物或饮料计算在您的饮食计划里。

下图所展示的都是 1 份(15g)碳水化合物,请记得随身携带。

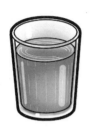

1/2杯果汁或者市面上常见的
饮料(非低热量的)

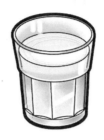

1杯牛奶

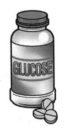

3~4块葡萄糖片

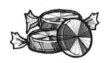

3~4块硬糖(含糖)

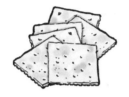

5~6块苏打饼干

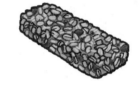

1块燕麦棒

宝宝要出生了

随着预产期的临近，您可能会对见到宝宝变得兴奋，也可能会对分娩感到紧张。管理团队将会帮您度过一段美好的分娩经历。

如果生产前期您不在医院的话，继续在早餐前和每餐后 1 小时检测您的血糖。如果您出现了低血糖，参考第 8 页的"低血糖处理的 15 法则"。

产程期间血糖出现如下情况，请联系您的医生：

- 不止一次低于 60mg/dl（3.3mmol/L）
- 不止一次高于 130mg/dl（7.2mmol/L）

如果产程期间想要摄入碳水化合物，就要确保遵循您的饮食计划。只要摄入碳水化合物，就要使用糖尿病药物。

如果产程期间不想摄入碳水化合物，就停止使用糖尿病药物，以避免低血糖的发生。

　　当您到达医院后，告诉医生您患有妊娠糖尿病，这样他们会给您正确的护理。如果您一直在使用糖尿病药物，告诉医生您末次剂量的服用时间，以及您最后一次摄入碳水化合物的时间。

　　医生会时常检查您的血糖水平以确保它不会过低或过高。如果血糖太低的话，医生会要求您摄入一些碳水化合物（比如果汁），或者静脉滴注一些葡萄糖。

　　如果您的血糖水平过高，您将会通过注射或者静脉滴注的方式补充胰岛素。

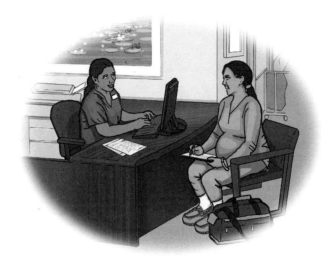

宝宝出生后

宝宝已经出生了，该庆祝了！在您和宝宝短暂的亲密接触后，医生就会对宝宝开始几个小时的葡萄糖水平监测，以确保宝宝的血糖不会降得太低。

如果需要的话，您的宝宝可以通过母乳喂养、奶瓶或者通过静脉注射的方式获得葡萄糖。通过治疗，低血糖通常会在1～2天内消失。

您的血糖水平应该会在宝宝出生后就恢复正常了。医生会要求您产后6～8周继续监测血糖水平，从而了解您的血糖水平是否过高。

每周选一天，检测以下几个时间的血糖：

- 早餐前
- 正餐前
- 正餐后两小时

　　将检测结果记录在您的记录本上，并且在随访时带给医生。如果您所有的检测结果都达标，医生将会告知您停止检测。如果一部分或者所有的检测结果都很高，就要做进一步的检查以确认您是否患上了 2 型糖尿病。

　　下表列出了正常成年人的血糖水平。

检测时间	目标（无糖尿病）
早餐前	<100mg/dl（5.6mmol/L）
正餐前	<100mg/dl（5.6mmol/L）
正餐后两小时	<140mg/dl（7.8mmol/L）

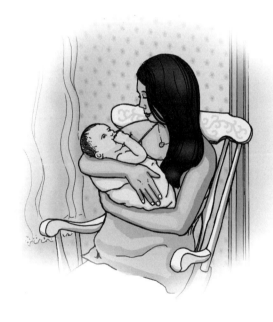

管理未来的风险

因为您患有妊娠糖尿病，所以在未来发展成 2 型糖尿病的风险更高。为了降低您的发病风险，在产后保持健康的生活方式是很重要的。您应该做到：

- 吃有营养的食物
- 大多数时间保证每天至少进行 30 分钟中等强度的身体活动
- 保持健康体重

产后保持健康的生活方式可以使您患糖尿病的风险减半。

每年做一次检查，看看血糖水平是否正常。如果您的血糖水平较高，医生可能会要求您改变生活方式以降低血糖水平，或者要求您做进一步的检查来确定您是否患了糖尿病。

再次怀孕

如果您计划再次怀孕，那么在孕前检测血糖是非常重要的，这是为了了解您是否已经发展成了 2 型糖尿病。在怀孕开始时就有糖尿病，意味着您需要采取与妊娠糖尿病不同的护理。

如果您已经怀孕并且事先没有测过血糖，告诉管理团队您有妊娠糖尿病史。在第一次产检时测一下血糖，这是为了了解您是否已经发展为 2 型糖尿病。

即使您还没有发展为 2 型糖尿病，您再次发展为妊娠糖尿病的风险也很大。医生会要求您在孕第 24～28 周进行血糖检测。

管理妊娠糖尿病需要付出一些努力，但这些都是值得的。尽情享受您的亲子时光吧！

第五篇　女性糖尿病患者的妊娠计划和保健

妊娠计划

作为一个糖尿病患者，想要拥有健康的孕期和宝宝需要提前计划和更多的医疗保健及关注。提前做好妊娠计划并保持身体健康，可以降低您和宝宝的健康风险。本书该部分内容会为您提供所需要的基本信息。

妊娠计划至关重要

做好妊娠计划对于您控制血糖至关重要。在孕期的前 6～8 周良好的血糖控制有助于降低新生儿出生缺陷风险，在怀孕中后期保持良好的血糖控制对预防巨大儿也是非常重要的。

考虑 12 个月，而不仅是 9 个月

糖尿病患者的妊娠计划应该是一个"12 个月"的计划。为了保持您自己的健康，同时拥有健康的孕期和健康的宝宝，在下面这些时间段内要保证血糖得到良好的控制（糖化血红蛋白小于 7%）：

- 至少在怀孕**前** 3 个月
- 怀孕期间的 9 个月

在这 12 个月里，确保糖化血红蛋白和大部分血糖检测结果达标，这样您和宝宝出现健康问题的风险就会降低。

如果您是意外怀孕

如果您的血糖控制得不是很好，而您又怀孕了，要尽快去看医生。在孕期的前 6～8 周（宝宝的器官发育期）保持良好的血糖控制对避免出生缺陷尤为重要。请尽快达到并保持您的孕期血糖目标（见 109 页）。

孕前咨询

在计划怀孕前3～6个月您需要去咨询糖尿病（内分泌科）医生。同时，制定一个治疗方案以帮助您在孕前达到并保持血糖控制目标。医生可能会推荐您到糖尿病教育者那里做一个自我管理能力的评估和指导。

就诊时，糖尿病（内分泌科）医生会给您做一个全面的体格检查以及糖尿病并发症的筛查，以发现发生在肾脏、眼睛或者心血管方面的相关疾病。怀孕前，您可能需要治疗上述这些疾病或其他健康问题，如高血压。

医生也会检查您的糖化血红蛋白，并且回顾您的糖尿病史和治疗方案。您服用的糖尿病药物可能也需要调整。

- **如果您患有 2 型糖尿病，且已经服用糖尿病药物或者非胰岛素类注射药物，**在孕前或怀孕期间需要改为使用胰岛素。胰岛素可能是帮助您控制糖尿病的最佳选择。大多数的糖尿病药物和非胰岛素类注射药物尚未被批准在孕期使用。
- **如果您患有 1 型糖尿病，或者患有 2 型糖尿病且已经使用胰岛素，**可能需要调整您的胰岛素使用方案以达到并保持孕前血糖控制目标。

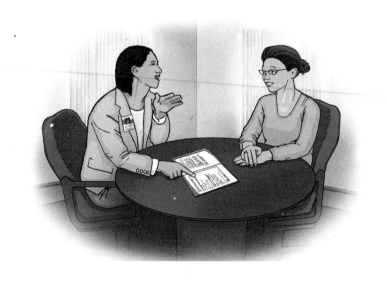

此外,医生和糖尿病管理团队的其他成员也将会带您了解糖尿病管理的其他重要信息以使得您能有健康的孕期和宝宝,如:

- 停止服用某些治疗高血压和高胆固醇症的药物
- 怀孕期间避免接触酒精和烟草
- 孕前和怀孕期间补充叶酸
- 执行饮食计划以保证孕期健康。这意味着您要吃各种各样的食物来确保得到足量的维生素、矿物质、蛋白质、碳水化合物和脂类。参见152页的表格掌握健康饮食指南。
- 怀孕期间增加一个相对健康的体重。参见150页的表格掌握健康增重指南。

如果必要的话,内分泌科医生和(或)糖尿病教育者也会带您了解一些糖尿病自我保健的知识,包括:

- 根据饮食和身体活动计划调整胰岛素的剂量
- 胰岛素的量取、注射和保存
- 低血糖的识别和纠正
- 什么时候使用胰高血糖素及使用方法
- 什么时候测量酮体及测量方法(见66~67页关于酮体的更多信息)

避孕

　　向医生咨询避孕的方法。在计划怀孕前,至少要保持血糖水平达标连续3个月以上。

孕前的血糖控制目标

下表给出了孕前的血糖控制目标和检测时间。您的血糖控制目标和检测时间可能会略有不同。

检测时间	1型和2型糖尿病患者的血糖控制目标	我的目标（如有不同）
餐前	70～130mg/dl（3.9～7.2mmol/L）	
餐后1～2小时	<180mg/dl（10.0mmol/L）*且增高幅度比餐前不超过50mg/dl（2.8mmol/L）*	
睡前或夜宵前	90～150mg/dl（5.0～8.3mmol/L）	

努力迈向良好的血糖控制

为了帮助您达到和保持血糖控制目标，要做到以下几点：

- 定期检测血糖
- 保持良好的饮食、血糖和身体活动记录
- 了解糖化血红蛋白水平

定期检测血糖 有时您的血糖值可能会超出目标也是没问题的。

检查高血糖或低血糖的波动模式（见155页更多信息）。如果大多数时间您的血糖不在目标范围内，一定要告知医生。您可能需要增加门诊随访的频率。

保持良好的记录　记录：

- 所有的血糖检测结果
- 摄入的食物、用餐的时间以及摄入量（正餐、加餐）
- 身体活动的时间，包括身体活动类型及持续的时间
- 注射胰岛素的时间及剂量
- 记录下任何可能会影响血糖水平的事情（如疾病、月经或者压力）

了解糖化血红蛋白水平　血糖检测可以显示出每天的血糖水平。要想了解血糖控制的整体情况，您还需要了解糖化血红蛋白水平。

糖化血红蛋白检测反映了过去 2～3 个月的平均血糖水平。大多数女性糖尿病患者在孕前的糖化血红蛋白控制目标为小于 7%（低于 6.5% 是最理想的结果）。

如果大多数时间您的血糖水平都不在目标范围内，医生可能会推荐您参加糖尿病教育相关活动。糖尿病教育者能够帮助您找到可能引起血糖不达标的原因以及解决问题的方法。医生也可能会建议您使用胰岛素泵。

胰岛素泵

胰岛素泵是一个可以通过埋在皮下的微小软管，根据预先设置的胰岛素剂量进行输注的设备，24 小时携带，戴胰岛素泵期间不再需要使用其他设备注射胰岛素。您可以设置胰岛素泵：

- 全天按小时给予一组设定的胰岛素以满足基础胰岛素的需要
- 根据您的胰岛素 - 碳水化合物比率及校正剂量输注胰岛素来满足餐时胰岛素的需要

您怀孕了

恭喜您！怀孕，对您和整个家庭来说都是一个激动人心的时刻。请继续做到以下几点：

- 定期检测血糖
- 执行饮食和身体活动计划
- 补充叶酸
- 遵医嘱服药
- 避免接触酒精和烟草
- 定期接受糖尿病管理团队的随访

接下来会介绍糖尿病患者妊娠期间所需要的一些知识。您也将会学到保持您和宝宝健康的相关知识。

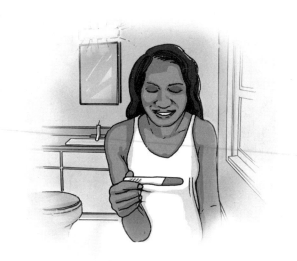

您的孕期管理团队

作为一个女性糖尿病患者，在孕期您需要特殊的护理和帮助。一个由卫生保健专业人员组成的团队将会帮助您管理好孕期。

除您以外，管理团队的主要成员还包括：

- 糖尿病（内分泌科）医生
- 产科保健医生

内分泌科专家（擅长糖尿病的医生）是这个团队的关键。

您的管理团队也可能包括以下这些人：

- 有丰富糖尿病管理经验的**产科医生**
- **围生期医生**（或妇幼专家）——专门从事高危妊娠诊疗工作的产科医生。如果您有以下情况，您可能需要见围生期医生：
    - ◆ 10 年以上的糖尿病史
    - ◆ 伴有糖尿病并发症，如眼睛或者肾脏疾病
    - ◆ 伴有其他健康问题，如高血压
- 专门进行眼部检查的**眼科医生**
- 可以帮助您制订一个健康的膳食计划的**注册营养师**
- **认证过的糖尿病教育者（CDE）**—— 专门从事糖尿病管理的注册护士或注册营养师

孕期保健随访

在整个孕期，通常每 2～4 周，您需要跟管理团队见面和交流 1 次。这些随访的目的是监测您和宝宝的健康状况。

在每一次随访时，带着您的血糖、胰岛素、食物和身体活动记录、血糖仪和胰岛素泵（如果您使用的话）是很重要的。管理团队会回顾您的这些相关记录并与您商讨是否需要调整治疗方案。尽可能地保持血糖水平在目标范围内是很重要的。

在孕期，您可能要每个月做一次糖化血红蛋白检测，以确保您的糖尿病被很好地控制。糖尿病患者妊娠期间的糖化血红蛋白控制目标为**低于 6%**。糖尿病医生可能会给您制定一个不同的目标。

如果您有任何关于怀孕或者糖尿病的担忧，一定要让管理团队知道。如果您有什么不清楚，请向他们咨询，直到您明白为止。

获得其他人的支持

在孕期，也可以寻求您的伴侣、家人和朋友的支持。可以邀请他们和您一起去拜访医生，让他们也了解您的健康需求。这种支持对您拥有健康的孕期是很重要的。

孕期血糖控制目标

下面这个表格给出了孕期的血糖控制目标和检测时间。您的血糖控制目标和检测时间可能会略有不同。

检测时间	1 型和 2 型糖尿病患者 血糖控制目标	我的血糖目标 （如果不同）
餐前	65～90mg/dl（3.6～5.0mmol/L）	
餐后	1 小时：≤130mg/dl（7.2mmol/L） 2 小时：≤120mg/dl（6.7mmol/L）	
睡前或夜宵前	80～120mg/dl（4.4～6.7mmol/L）	

糖尿病如何影响宝宝

尽管您的糖尿病不会在妊娠期间传递给宝宝。然而，您的糖尿病家族史会为宝宝今后的生活带来影响。

- **如果您有 1 型糖尿病**，宝宝有 1%～8% 的可能会发展为 1 型糖尿病，而且通常在童年或青年时期发病。如果宝宝的父亲也有 1 型糖尿病，那么宝宝发展成糖尿病的风险将会增加到 10%～25%。
- **如果您有 2 型糖尿病**，宝宝在今后的生活中有 10%～15% 的可能会发展为糖尿病。如果宝宝的父亲也有 2 型糖尿病，那么宝宝发展成糖尿病的风险将会增加到大约 50%。

孕期可能出现的问题

当您的血糖超过目标水平时，机体就会将多余的葡萄糖传递给宝宝。保持血糖水平在目标范围内有助于阻止宝宝得到额外的葡萄糖以及预防下面这些健康问题：

- 孕期的前 8 周，是宝宝主要器官的发育期。这一时期的高血糖会增加**出生缺陷**的风险。

- **流产**（失去宝宝，通常在怀孕早期）不仅在糖尿病患者中，在所有孕妇中都是相当普遍的。高血糖是流产的额外风险因素。糖化血红蛋白水平越高，流产的风险越大。

- 高血糖会引起**巨大儿**（非常大的宝宝），宝宝在子宫里能长到超过 4kg 重。巨大儿可能会导致产伤或需要行剖宫产手术才能分娩。巨大儿也会使宝宝终身面临着体重问题的风险。

- 如果在孕期的最后几天血糖很高，宝宝的体内会继续分泌额外的胰岛素。这可能会导致**分娩后宝宝的血糖降得过低**。

- 糖尿病控制不好可能会延迟宝宝肺的发育。肺发育延迟的宝宝在出生后会发生**呼吸窘迫综合征**（RDS）。呼吸窘迫综合征的主要危险因素是宝宝在孕 38 周以前出生。您的管理团队将会决定宝宝是否需要在子宫里多待一段时间，以使得肺能够更好地发育。

- **死胎**（在怀孕中后期宝宝死亡）不仅在糖尿病患者中，在所有孕妇中都是很少见的。长期的糖尿病控制不佳会增加死胎的风险。为了减少风险，一定要遵循管理团队的建议定期进行产检，检查宝宝的健康。

监测宝宝的健康

在整个孕期，管理团队可能会做一些监测项目来了解宝宝的健康和发育情况。

- **超声影像学检查**可以确认您的预产期同时也可以排除一些问题。通常情况下，在您怀孕大约 4 个月时需要进行一次超声检查。您也可能需要额外的超声检查以了解宝宝的发育情况。

- **无应激试验**有助于管理团队了解宝宝的整体健康状况。这个试验是在您的腹部放置两个监测仪。一个用于记录宝宝的心跳，另一个用于测量子宫的收缩情况。在孕后期，您可能要每周做 1～2 次这样的试验。

- **胎儿生理评估**是一种特殊类型的超声波检测，可以测量宝宝的活动能力和对环境的反应情况。在孕后期，您可能需要每周做一次评估。

警惕！

如果您发现下面这些信号，要马上联系管理团队。如果您出现下述情况，管理团队就要检查宝宝的健康状况：

- 在孕后期，体内需要的胰岛素剂量突然减少
- 连续 3 天内，原因不明的低血糖出现不止一次
- 感觉宝宝没有往常动的多
- 出现中度到重度的酮症（见 66～67 页关于酮症的更多信息）

怀孕如何影响糖尿病

在怀孕早期，您的身体变得对胰岛素更加敏感。您所需要的胰岛素剂量可能会减少。

之后，在孕期的后 20 周，您所需要的胰岛素数量会增加。您之所以会需要更多的胰岛素是因为胎盘在分泌一些激素。这些激素使得您的身体开始抵抗胰岛素。下面这张图显示了在您血糖控制良好的情况下，孕期胰岛素需要量的变化情况。

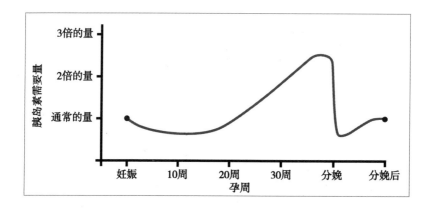

- **前 14 周**。体内的激素水平变化很大，这会影响到您的血糖水平。如果出现低血糖，您可能需要减少一点胰岛素的剂量。
- **14～17 周**。您所需要的胰岛素剂量通常会保持不变。
- **17～36 周**。您可能需要每 1～2 周增加一次胰岛素的剂量。到 36 周时，您所需要的胰岛素剂量可能会比孕前多 2～3 倍。
- **36 周～分娩**。您体内的胰岛素需求趋于稳定。在夜间您可能需要减少胰岛素的剂量。
- **分娩后**。您的胰岛素需求量会突然显著减少。几天后，您的胰岛素需求又回到了孕前的水平。

治疗方案

　　治疗方案始终是您管理糖尿病的一个重要组成部分。现在您已经怀孕了,您的治疗方案对宝宝的健康也很重要。

　　整个孕期,管理团队都会根据您的膳食和身体活动计划确定合适的胰岛素剂量。维持血糖水平在目标范围内对于保持您和正在生长发育的宝宝的健康都很重要。

饮食计划

　　饮食计划会告诉您什么时候吃饭或加餐,以及每次要吃多少"份数"或"克数"的碳水化合物。"1 份碳水化合物"是指含有大约 15g 碳水化合物的食物或饮料。1 份碳水化合物的量大约是 1 片面包、1 杯牛奶或者是 1 小块水果。

　　您需要的胰岛素剂量要和您膳食计划里的碳水化合物相匹配。如果摄入的碳水化合物过量或不足,您都要调整胰岛素的剂量。

　　在孕期,饮食计划会帮助您:

- 平衡您的胰岛素剂量和碳水化合物份数
- 达到孕期血糖控制目标
- 获得您和宝宝必需的营养
- 适当的增重
- 预防酮症(见 66～67 页关于酮症的信息)

　　在每次随访前,至少连续 3 天在记录本上记录下您吃了什么。医生将会根据这些信息,同时结合您的血糖监测结果以确保大多数时间您的膳食计划能够帮助您保持血糖水平在目标范围内。

健康的增重

从孕中期（怀孕中间的 3 个月）开始，您的身体可能需要更多的热量。您每天所需要的热量取决于您怀孕前的体重和身体活动水平。

怀孕期间的目标是缓慢地增加体重。在孕早期（怀孕的前 3 个月）您不需要增加太多的体重。从孕中期开始，可以每周增加 0.5～1 磅（约 0.2～0.5kg）。

您应该增重多少取决于您怀孕前的体重。下表给出了体重增加的目标。一般来说，瘦的女性在孕期需要增加更多的体重，较胖的女性则需要增重少一些。

孕前体重和体质指数（BMI）*		孕期增重目标
低体重	<18.5	28～40 磅（13～18kg）
正常体重	18.5～24.9（18.5～23.9）△	25～35 磅（11～16kg）
超重	25～29.9（24～27.9）△	15～25 磅（7～11kg）
肥胖	≥30（≥28）△	11～20 磅（5～9kg）

* 体质指数是检查体重相对于身高是否健康的一种好办法。

△ 依据《中国成人超重和肥胖症预防控制指南》。

见 152 页表格中的饮食指南。

关注体重增加

如果您在孕前已经超重，您仍然需要增加一些体重以保证宝宝的生长发育。如果您觉得自己的体重增加过多过快的话，可以查阅您的食物记录看是否出现了下列情况：

- 一天中不止 1 次摄入高脂、高热量食物或快餐食品
- 吃了大份的甜品或每天不止摄入 1 份甜品
- 身体活动每天不足 30 分钟
- 每天蔬菜的摄入量不足 2～3 杯，水果的摄入量不足 2～4 块
- 喝了加糖的饮料，如苏打水、甜茶和果汁

您的孕期管理团队会告诉您如何摄入更少的脂肪和热量，以及如何安全地增加身体活动。摄入更健康的食物，控制食物分量并定期进行身体活动能够帮助您控制体重增加并保持血糖在目标范围内。

不要过分限制热量的摄入。一般情况下，孕妇不应该减肥。

如果您在白天觉得饿或在夜里饿醒了，可能是因为摄入的食物不够。您也有可能出现低血糖。如果您经常感到饿的话，一定要告诉您的管理团队。

吃什么以及吃多少

在孕期吃得好对宝宝的健康和生长发育是很重要的。下面这些是怀孕期间摄入食物种类和分量的参考标准。基于您的健康需求，您可能会摄入不同的分量。

	食物类型	每天的份数	每份的大小	健康的选择
含碳水化合物的食物	谷物、豆子和淀粉类蔬菜	6～7	1 盎司（约 30g）	每天至少选择 3 份全谷类食物
	水果	2～4	½ 杯或 1 小块水果	尽可能地选择水果而非果汁
	牛奶和酸奶	3	1 杯	寻找低脂的牛奶和酸奶
不含碳水化合物的食物	无淀粉类蔬菜	3～5	½ 杯煮熟的或 1 杯生的	选择多种颜色的、多种类型的蔬菜
	蛋白质、肉类替代品和坚果	5～6	1 盎司（约 30g）	选择低蛋白质和低脂奶酪，其他好的选择包括豆腐和坚果
	脂肪、油类和其他	6～7	1 茶匙	选择植物脂肪，限制饱和脂肪，避免反式脂肪

身体活动

在孕期的大多数时间里要通过中等强度的身体活动保持活力。中等强度的活动,比如散步,有助于:

- 更好地利用胰岛素
- 降低血糖水平
- 控制体重增加
- 为分娩做好准备

为了安全起见,在开始进行任何身体活动之前咨询您的管理团队。下面是进行身体活动的指南:

- 目的是保证大多数时间都进行身体活动。在怀孕末期,要避免剧烈运动,比如跑步。
- 如果您觉得运动过于激烈,可以放慢速度或休息一下。
- 在进行身体活动前后检测血糖。活动时随身携带一些碳水化合物零食以防止出现低血糖。
- 如果出现酮体,**不要**进行任何身体活动(见 66～67 页更多关于酮体的信息)。
- 在进行身体活动时,如果您的下腹部变硬或痉挛,停止活动并联系医生。

糖尿病用药

- 如果您在孕前患有 **2** 型糖尿病并且已经在服用糖尿病药物或非胰岛素类注射药物，那么您在怀孕期间就要换成胰岛素。胰岛素可以更好地满足您日益增加的胰岛素需要。糖尿病药物或非胰岛素类注射药物可能会通过胎盘传递给宝宝。

- 如果您在孕前患有 **1** 型糖尿病或者 **2** 型糖尿病并且已经在用胰岛素，那么您在怀孕期间要继续使用胰岛素。您的胰岛素需要量在孕期会发生变化，在孕中期和孕后期胰岛素剂量需要增加，您所需要的胰岛素类型也可能要改变。

  - 胰岛素不会通过胎盘传递，所以使用胰岛素不会伤害到宝宝。

  - 然而，血糖会通过胎盘传递给宝宝。高血糖对宝宝有伤害（见 106 页关于巨大儿）。遵循您的治疗方案以确保血糖控制在目标范围内。

您的管理团队可能会向您推荐一个动态血糖监测的设备。

动态血糖监测

　　动态血糖监测（CGM）设备是测量血糖水平的另外一种方法。通过在人体内植入一个传感器并且每隔几分钟检测一次血糖。您仍然需要不定期地自测一次血糖以设置传感器。动态血糖监测可以帮助您更好地理解从早到晚一天内血糖水平什么时候升高和降低，以及为什么会这样。动态血糖监测也会帮助您决定如何调整胰岛素以达到控制血糖的目标。

解决问题

有时，您的血糖水平可能会超出目标范围。坚持做好血糖水平记录是很重要的：

- 帮助找到血糖波动模式
- 采取措施使血糖水平回到目标范围内

血糖波动模式是血糖连续几天都在每天的同一时间超出目标范围的现象。

- **高血糖波动模式**是连续 3 天血糖水平高于目标值。
- **低血糖波动模式**是连续 2 天血糖水平低于目标值。

血糖波动模式意味着您的治疗方案需要调整。

在管理糖尿病以及您和宝宝的健康时，如果出现下述情况，您管理糖尿病就会更加困难：

- 血糖水平升得太高
- 血糖水平降得太低
- 生病了

高血糖

血糖过高的现象被称为*高血糖症*。

高血糖症会让您的身体将多余的葡萄糖传递给您的宝宝，而这会给宝宝带来健康问题（见 106 页）。

可能引起高血糖的原因

- 碳水化合物的摄入量比平时多
- 身体活动比平时少
- 情绪紧张或身体不适，如生病
- 忘记使用胰岛素
- 没有使用足够的胰岛素
- 使用过期或保存不当的胰岛素
- 使用类固醇药物，如强的松或可的松
- 胰岛素泵出现问题

高血糖的症状

尽管并非每个人都会出现高血糖症状，但一旦出现高血糖的症状，您的血糖水平已经非常高了，这些症状包括：

- 口渴
- 疲劳
- 比平时多尿
- 视物模糊

高血糖的处理

如果血糖经常过高，那么您可能需要更仔细地执行饮食计划或增加胰岛素剂量。与管理团队交流，他们会帮助您调整饮食计划或胰岛素剂量。

身体活动可以降低血糖水平。当您的血糖水平较高时，请喝点水、走一走或进行一些其他身体活动。

然而，当出现酮体时，身体活动并**不是**一种能安全纠正高血糖的方法（见66~67 页更多关于酮体的信息）。

低血糖

如果您怀孕了，血糖水平低于 65mg/dl（3.6mmol/L）就是低血糖了。严重的低血糖对您和宝宝都不安全。请阅读本书第 7～8 页了解低血糖的症状。

您不能做到自己处理低血糖，或者出现意识不清、需要有人帮助、昏迷或惊厥，这些就是严重的低血糖，严重低血糖很危险。

一旦知道导致您低血糖的原因（请参考本书第 7 页仔细阅读可能诱发低血糖的原因），请改变您的治疗方案来预防低血糖。

低血糖的处理

如果您的血糖水平低于 65mg/dL（3.6mmol/L 或者低于您的临床医生给您确定的某个值），即使您没有感觉到低血糖的症状，也请遵循"低血糖处理的15 法则"（具体的处理法则请参考阅读本书的第 8 页）。

如果您已经出现了低血糖的症状，但是还不能马上测血糖的话，请进食15g（1 份）碳水化合物并且尽快测量血糖。

纠正低血糖可选择的含碳水化合物的食物

纠正低血糖时所摄入的碳水化合物是额外增加的。不需要把这些食物或饮料计算在饮食计划里。下列每一项都是 1 份（15g）碳水化合物。

- ½ 杯水果汁或普通苏打饮料（非低热量）
- 1 杯牛奶
- 3～4 块葡萄糖片
- 3～4 块硬糖（含糖）
- 5～6 块苏打饼干
- 1 块燕麦棒

当出现低血糖需要帮助时

如果出现严重的低血糖，您可能会感到意识不清、晕倒或者癫痫发作而无法自己处理低血糖，这时您就需要有人帮助您注射胰高血糖素。

胰高血糖素是人体在正常情况下分泌的一种应对低血糖的激素。

注射胰高血糖素后，肝脏会释放肝糖原（葡萄糖的一种储存形式）进入到血液中，进而迅速升高血糖。医生会给您开胰高血糖素的处方。

把胰高血糖素放在家里以及任何您经常待的其他地方，并向您的家人、朋友或者同事演示如何给您注射胰高血糖素。告诉他们在给您注射胰高血糖素后要立即拨打 120 急救电话。

在得到别人帮助注射了胰高血糖素后，也要联系管理团队，与他们共同找出这次低血糖的起因。

安全小贴士

- 穿戴一些医学标识物，让其他人知道您患有糖尿病。在您出现低血糖昏迷的时候，这些医学标识物可以让其他人警觉到您的状况危急。
- 在开车前检测血糖以确保您没有低血糖。
- 经常随身携带一些含碳水化合物的食物。

了解酮症

酮体的出现标志着您和宝宝没有得到足够的碳水化合物。如果您不能马上得到治疗，一种被称为*糖尿病酮症酸中毒*（DKA）的危急情况会引起您和宝宝的健康问题。

酮体是血液和尿液中酸类物质的累积。当体内胰岛素不足并且不能将葡萄糖转化为能量时，人体就会开始燃烧脂肪来产生能量，脂肪的燃烧会产生酮体。

在孕期，尤其在您生病、有感染或有高血糖时，酮体的累积速度比平常更快，它也会通过胎盘传递给宝宝。

当您生病、有感染或有高血糖（高于200mg/dl或11.1mmol/L）时要检测尿酮。使用足量的胰岛素，多喝水并保持每3~4小时检测一次酮体直到酮体检测结果为阴性或者极微量。

什么时候寻求帮助

如果尿检显示您有**中度或高度**的酮体，一定要立即联系您的管理团队。如果您有下列任何一项**糖尿病酮症酸中毒**（DKA）的症状，一定要让人立即将您送到急诊或拨打120急救电话。

- 严重的胃痛
- 呕吐
- 呼吸困难
- 呼吸有烂苹果的气味

如果您呕吐超过6个小时，需要去急诊接受静脉输液和胰岛素。

161

当您生病和晨吐时

当有流感、感冒、感染或者晨吐时要特别注意您的糖尿病,身体状况不好时会增加人体的压力并且使血糖水平快速升高。要遵从下面这些处理指南:

- 全天试着小口喝饮料以保证人体所需的水分。
- 尽可能执行饮食计划。
  - ◆ 如果您一直呕吐,一点点吃饼干或小口喝普通(非低热量)饮料以预防低血糖
  - ◆ 无论您是否胃肠不适还是血糖水平已在目标范围内,都要使用日常剂量的基础胰岛素
  - ◆ 如果您不能按照饮食计划正常用餐的话,可以减少餐时胰岛素的剂量或者停用 1 次
  - ◆ 如果必要的话,用您的胰岛素校正因子校正餐前的高血糖
- 每 3～4 小时检测 1 次血糖和酮体水平,直到酮体检测为阴性或极微量水平。
  - ◆ 在记录本上写下血糖和酮体检测结果

宝宝出生

随着预产期的临近，您可能会对见到宝宝变得兴奋，也可能会对分娩感到紧张。管理团队将会帮您度过一段美好的分娩经历。

在分娩过程中，血糖水平需要保持在 65～100mg/dl（3.6～5.6mmol/L）之间，如果血糖水平：

- 低于 65mg/dl（3.6mmol/L），您可能会由于低血糖而觉得不舒服
- 高于 100mg/dl（5.6mmol/L），您的宝宝在出生后可能面临低血糖的风险

向糖尿病医生咨询应该使用的胰岛素剂量：

- 如果分娩早期您不在医院，要咨询分娩时的剂量
- 在去医院前，如果您已经计划进行顺产或剖宫产

当您到医院时，要告诉工作人员您最后一次使用胰岛素是在什么时候。医护人员会每隔 1～2 小时检查一次您的血糖水平，以确保血糖保持在目标范围内。

如果血糖水平低于 65mg/dl（3.6mmol/L），管理团队会要求您摄入一些碳水化合物，比如果汁，或者您可能会通过静脉注射补充一些葡萄糖。

如果血糖水平高于 100mg/dl（5.6mmol/L），护士将会给您注射胰岛素或通过静脉滴注胰岛素。

宝宝出生后

宝宝出生后，管理团队会每隔 2 小时检查一次宝宝的血糖水平，以确保宝宝的血糖不会降得太低。如果需要的话，宝宝可以通过下列途径补充葡萄糖：

- 母乳喂养
- 奶瓶
- 静脉注射

通过治疗，低血糖通常会在 1～2 天内得到纠正。

娩出胎盘后，您的胰岛素需求会突然下降。您需要的胰岛素剂量将降到不足孕期的一半。

糖尿病医生会帮助您计算产后所需的胰岛素剂量。在宝宝出生后 4～6 周的糖尿病医生随访对于确认治疗方案是否帮助您达到血糖控制目标是很重要的。

继续定期检测血糖。目的是达到孕前血糖控制目标（见 140 页），在记录本上记下血糖检测结果，并且要小心避免低血糖。

母乳喂养

如果您选择母乳喂养，患有糖尿病并不会影响母乳喂养的能力。母乳喂养会给您和宝宝带来很多益处。如果有任何问题，您的管理团队会为您提供帮助。

当母乳喂养时，您每天需要额外摄入 300～500kcal 的热量。您可以继续按照孕期饮食计划获得这些热量，也可以在管理团队的帮助下，调整您的饮食计划以满足其他的健康需求或减重目标。

如果您采取母乳喂养，管理团队可能会建议您继续使用胰岛素。因为糖尿病药物和非胰岛素类注射药物可能会通过母乳传递给宝宝，并且引起宝宝的低血糖，请咨询管理团队。

当宝宝断奶后，您可以恢复使用糖尿病药物或非胰岛素类注射药物。

恢复到孕前体重

您可能会渴望恢复到孕前的体重，请与糖尿病管理团队一起调整您的饮食计划和身体活动计划。

产后您需要的热量会减少。常规的身体活动也可以帮助您恢复到孕前体重。

再次怀孕

如果您计划再要一个宝宝，至少在您计划怀孕前 3 个月拜访您的糖尿病主治医生。记住，糖尿病患者想要获得健康妊娠的关键是提前计划和更多的医疗保健及关注。

孕前糖尿病护理方案

检查频次	检查内容	目标
至少在怀孕前3个月 （如果医生建议的话，可以重复多次）	病史	回顾所有可能影响怀孕的医疗状况和药物
	全面的身体检查	正常
	治疗方案（包括药物）	达到和保持孕前血糖控制目标（见140页）
	糖尿病史和糖尿病教育	知道低血糖和糖尿病酮症酸中毒（DKA）的症状 了解糖尿病和饮食计划
	糖化血红蛋白	<7%（理想情况是<6.5%）
	肾功能 微量白蛋白 肾小球滤过率	<30mg/g Cr >60ml/(min·1.73m^2)
	促甲状腺素测试（甲状腺功能）	正常范围依实验室检测方法而定
	散瞳检查	正常

标注：mg/g Cr 意思是毫克每克肌酐；ml/(min·1.73m^2) 意思是毫升每分钟每标准身体表面积。

孕期糖尿病护理方案

检查频次	检查内容	目标
每次随访时	血糖记录	达到和保持孕期血糖控制目标
	食物记录	平衡食物和胰岛素剂量 得到充足的热量和营养素
	血压	<130/80mmHg
	烟草使用	不吸烟
每2～4周	治疗方案（包括药物）	保持孕期血糖控制目标
每个月	糖化血红蛋白	如果可能的话要<6%，并保证没有低血糖（您的目标可能会不同）
孕早期和孕后期	散瞳检查	正常
根据医生推荐	糖尿病教育（包括医疗营养治疗）	了解并管理妊娠期间的糖尿病 适当增重

标注：mmHg 意思是毫米汞柱。

说明

下次随访的问题

第六篇　糖尿病和足部健康

糖尿病和足部健康

我们的双脚努力支撑着我们的每一天，我们的日常生活离不开它们。

如果您患有糖尿病，良好的足部护理尤其重要。对于一些糖尿病患者来说，脚上的一些小问题，比如一个破口或者一个水疱，如果没有正确护理的话，都会发展成大问题。

即使患有糖尿病，您依然可以拥有健康的足部！

本书该部分内容将会告诉您如何：

- 预防足部问题的发生
- 在足部问题恶化之前发现并加以治疗
- 识别感染和其他严重足部问题的先兆

您也可以学到医疗人员如何帮助您保持足部健康。

糖尿病如何损伤足部

糖尿病是指人体血液中葡萄糖（也称为血糖）浓度过高的一种代谢状态。久而久之，高血糖就会损伤足部，引起足部健康问题。

足部感觉丧失

高血糖会损伤腿部和足部的神经，这种损伤称为神经损伤。它会引起灼烧感、刺痛感和足部感觉丧失。

当您出现了神经损伤时，您可能感觉不到足部发生了健康问题。神经损伤意味着您损伤了自己的双脚也不自知。如果您不能够及时发现和治疗这些足部问题，它将可能演变成为一个更严重的健康问题。

足部血流量减少

高血糖会损伤腿部和足部的血管，这种损伤会减缓血液流动。在血液循环不畅的情况下，需要花费更长的时间来治疗足部问题，并且足部也更容易受到感染。

足部需要良好的血液循环来保温和维持健康、治愈伤口以及对抗感染。

关于双脚的事实

不要让高血糖放慢您的脚步！

几个主要的研究显示，您只需要通过降低血糖水平就可以大大降低神经损伤的风险。

5个步骤助您拥有健康足部

您可以通过做许多事情来保持足部的健康，预防严重足部问题的发生。从今天开始，做到下面这5个步骤。

1. 管理好糖尿病
2. 养成良好的足部护理习惯
3. 每天检查足部
4. 及时处理问题
5. 定期拜访医生

从现在开始关心您的双脚一点儿也不迟。如果您已经出现了糖尿病相关的足部问题，这些步骤可以帮助您防止病情恶化。

1. 管理好糖尿病

当您在管理自己的糖尿病时，您也是在做一些有利于足部的事情。回答以下几个问题看看您做得是否正确。

您会定期检测血糖吗？

是□　否□

血糖检测值会告诉您和医生，治疗方案的效果如何。在一个记录本上记录下您每次的血糖检测值，在每次拜访医生时，将这些血糖记录拿给医生参考。

您是否遵循健康饮食计划？

是□　否□

一个健康的饮食计划会帮助您避免血糖水平过高或过低。一个好的饮食计划应该教您做到以下几点：

- 选择更健康的食物
- 吃健康的分量
- 每天在固定的时间吃饭（规律饮食）

您会经常进行身体活动吗？

是 □　否 □

　　规律的身体活动会降低血糖水平，增加足部的血液流动。进行身体活动并不是说您一定得在健身房待上几个小时，任何能让您身体活动起来的事情都是可以的。

您是否能够遵医嘱服药？

是 □　否 □

　　有时，您可能会记不清所需要服用的药物，特别是在您服用的药物不止一种时。将您所有的药物列个清单，包括：

- 药物名称
- 每次服用量及时间
- 服药的原因

在每次随访时都记得带上这份清单。

您是否不吸烟？

是 □　否 □

　　吸烟会导致血管收缩，减少足部血流量。如果您吸烟的话，可以向医生寻求如何戒烟的建议。戒烟并不容易，但是您可以做到。为了您的足部健康，戒烟是值得的。

2. 养成良好的足部护理习惯

参考下面这个足部护理检查表可以预防足部问题的发生。

☐ **保持足部清洁和干燥。**

每天用温水和没有刺激性的肥皂洗脚。不要泡脚，泡脚会引起皮肤干燥。仔细地把脚擦干，特别是脚趾头之间。

对于干性皮肤，只需在脚面和脚底擦上润肤乳，而不要在脚趾之间使用润肤乳。可以请医生推荐一款好用的乳液。

☐ **每周检查脚趾甲。**

在洗净、擦干双脚后再修剪脚趾甲。清洗可使趾甲变软而更容易修剪。

使用趾甲剪或锉刀直接修剪趾甲。为了预防趾甲问题，不要将趾甲修剪的太短，也不要剪到趾甲边缘。

如果出现下列问题，可以向医生寻求帮助：

- 您看不到或够不到自己的双脚
- 您的趾甲很厚、很黄或者长到了肉里

☐ **防止足部太热或受凉。**

不要用加热垫或热水瓶给您的双脚保暖。如果双脚感到冰凉的话，您可以穿一双袜子。避免在脚上使用冷敷袋和冰块。

☐ **始终穿鞋袜（避免赤足行走）。**

不要光脚或者只穿袜子走路。您可能会踩到或踢到一些尖锐的东西而感觉不到。

穿大小合适且舒适的鞋来保护您的双脚。检查鞋子中有无任何可能伤害您双脚的异物（比如一颗石子或破碎的衬里）。

穿清洁、干燥的袜子以预防摩擦和水疱。

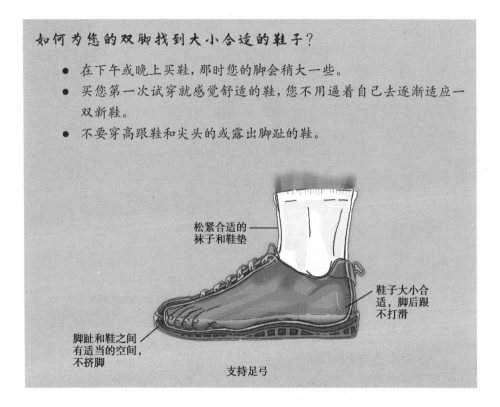

如何为您的双脚找到大小合适的鞋子？

- 在下午或晚上买鞋，那时您的脚会稍大一些。
- 买您第一次试穿就感觉舒适的鞋，您不用逼着自己去逐渐适应一双新鞋。
- 不要穿高跟鞋和尖头的或露出脚趾的鞋。

松紧合适的
袜子和鞋垫

鞋子大小合
适，脚后跟
不打滑

脚趾和鞋之间
有适当的空间，
不挤脚

支持足弓

3. 每天检查足部

发生足部问题时您不一定总能感觉到,所以还需要用眼睛来观察。

养成每天检查的好习惯

每天花几分钟来检查双脚。为保证每天都检查双脚,试着在每天的同一时间进行足部检查。例如,在您洗完澡后或者睡觉之前检查。

检查要细致

每天检查足部,从脚趾头检查到脚后跟,同时也不要忘了脚趾之间。

使用镜子来检查您看不到的地方,或者请别人为您检查。

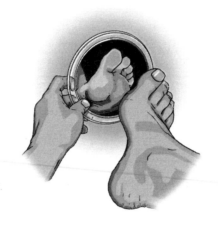

关于双脚的小知识

您的鞋码是多大?

随着年龄增加,脚的大小和形状都在发生变化。您的脚会逐渐变长、变平、变宽。为了预防足部问题,在买鞋子之前要测量一下双脚的大小。

常见的足部问题

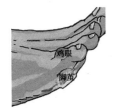

鸡眼和脚茧　很硬，是足部的死皮逐渐积累形成的。鸡眼通常长在脚趾头上方或脚趾头之间，而脚茧则主要在脚底。

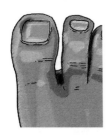

向内生长的趾甲　是趾甲边缘嵌入了邻近的皮肤内，通常会影响大脚趾，并引起红、肿和疼痛。

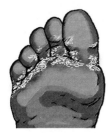

脚气　是指真菌感染引起的潮湿、红、发痒的皮疹，通常在脚趾之间形成，但是也会扩散到足部的其他部位。

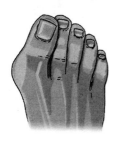

踇囊炎　是指在大脚趾边形成的一个骨突起，通常会比较疼痛，而且会使大脚趾向其他趾头方向发生扭曲。

其他常见的足部问题

- **水疱、割伤、溃疡和皲裂**。皮肤上的任何伤口，即使是小伤口，都会导致细菌滋生，引发感染。
- **厚的、变色的或者脆弱的脚趾甲**。可能是由于细菌或者真菌感染引起。

4. 及时处理问题

一些不太严重的足部问题，比如轻微的割伤、擦伤和水疱，在家中就可以处理。下面是具体处理步骤：

1. 用温水和温和的肥皂清洗双脚。
2. 把脚擦干。
3. 擦上消炎软膏或药膏。
4. 缠上绷带或干净的纱布。
5. 每天查看足部是否正在缓慢愈合或者发生了感染。

如果有鸡眼或者老茧，也可以用上述方法对相应部位进行清洗和包扎。如果必要的话，也可以用非药物型的垫子垫着鸡眼或者老茧。

不要使用非处方的鸡眼 / 疣清洗剂或药垫。不要挫、割或者刮鸡眼和老茧，这样会伤害到皮肤并且使足部问题变得更严重。

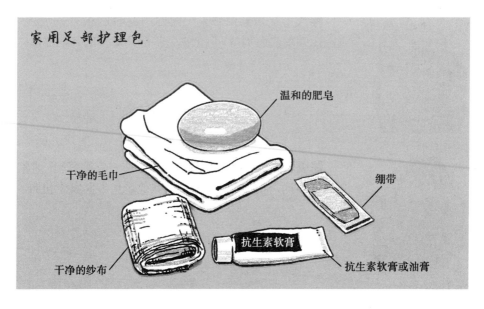

家用足部护理包

温和的肥皂

干净的毛巾

绷带

干净的纱布

抗生素软膏

抗生素软膏或油膏

用这个家用足部护理包您自己就可以处理一些轻微的足部问题。

什么时候需要寻求医生的帮助

如果您看到或者感觉到以下这些问题，请立刻联系医生：

- 足部颜色发生变化
- 足部温度发生变化
- 腿部或足部发生肿胀或疼痛
- 经久不愈的破口、水疱或者溃疡
- 足部或袜子上有液体渗出或排出
- 趾甲向内生长

这些问题提示有感染或其他严重的足部问题。一定要记得，不是所有的足部问题都会引发严重的疼痛。

在发生严重的足部问题时，不要尝试自己处理。在您不确定的情况下，请联系医生。

关于双脚的小知识

足部与人体健康

足部的健康状况通常可以反映一个人的整体健康。事实上，在人体出现严重的健康问题，如神经损伤或者血液循环不畅时，足部往往是最先感知到的部位。

5. 定期拜访医生

每3~4个月拜访一次医生，并将其作为糖尿病日常管理的一部分。在每次拜访时，都应该让医生看一下您的双脚。

拜访医生时，可以得到哪些帮助

如果对自己足部的健康问题有疑问，在拜访医生之前将它们写下来，这样讨论时您就不会忘记。

每次拜访医生时，记得先脱掉鞋袜，这样有助于提醒医生检查您的双脚。

医生在检查足部时，可能会重点关注：

- 皮肤和趾甲问题
- 足部感觉的丧失
- 血流不畅

即使您感觉自己的足部很健康，也要在每次拜访时让医生做一次足部检查。除了常规的随访之外，也要保证每年做一次足部全面检查。

记住，如果足部出现感染或者其他问题时要及时就医，不要拖到下一次拜访医生时才就诊，那样将很难治愈。

糖尿病随访计划

定期随访对于糖尿病患者来说非常重要,无论您的糖尿病为何种类型,都需要严格按照糖尿病随访计划进行随访,具体内容请参见第9页。

糖尿病管理团队可能会根据您的健康需求给出不同的目标值。

第七篇　糖尿病与性健康

糖尿病与性健康

性健康是日常生活以及两性关系的重要组成部分。即使我们正在慢慢变老，仍有许多人想拥有令人满意的性生活。

这与糖尿病有什么关系呢？关系大了。无论对于男性还是女性，糖尿病都是引起性功能障碍的主要原因之一。这些问题的出现使得性生活不再愉悦。

本书该部分内容会向您介绍以下信息：

- 发现和处理常见的性功能障碍
- 降低发展为糖尿病相关性功能障碍的风险
- 寻找表达性爱的新方式
- 您还将学习如何与您的配偶和医生谈论性健康的有关问题

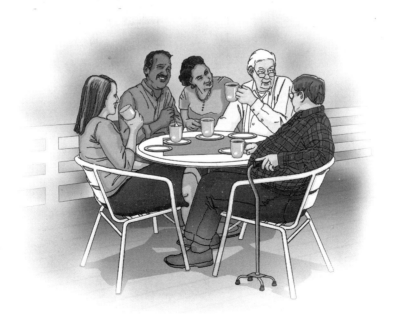

什么是性健康

大多数人认为性健康是指性交，但性交只是表达性爱的其中一种形式。性健康包括：

- 对自我及身体的感觉
- 如何向自己及他人表达这种感觉
- 给予并回应性快感的能力

性生活是如何进行的

首先会有进行性生活的想法。您如何思考和感受性生活会在很大程度上影响您的身体反应。

您的思想	您的身体
性生活伴随性欲而产生。性欲是指您想进行性生活的一种想法，无论是自己还是与另一个人	性兴奋是您的身体对性欲做出的生理反应。您的大脑和神经向身体的其他部位传递信息，使得它们为性生活做准备。生殖器官中血流量的增加，常常导致男性勃起以及女性阴道分泌润滑液增多

糖尿病如何影响性健康

糖尿病会改变您对自己以及性生活的感觉，同时也会改变您回应性欲的方式。

糖尿病与您的感觉

患上糖尿病可能意味着日常生活要发生较大的变化。您对这些变化的感受以及应对方式会影响您的性健康。例如，如果您感到压力大、情绪低落或对自己的身体不满，就很难有"心情"进行性生活。

糖尿病与您的身体

久而久之，糖尿病引起的高血糖会通过以下两种途径损伤您的身体和性健康：

1. 神经损伤　可以阻止大脑发出的信号传递到神经。在这种情况下，虽然您已经做好了进行性生活的思想准备，但您的身体还没有做好准备。神经损伤也会使您的生殖器出现灼烧感、刺痛感甚至失去感觉。

2. 血管损伤　会减少生殖器的血流量。这可能会导致男性勃起功能障碍以及女性阴道润滑液分泌量的减少。

男性常见的性健康问题

研究表明，有超过一半的男性糖尿病患者会出现性健康问题。年龄越大以及患糖尿病的时间越久，这种风险越大。两种最常见的性健康问题是**勃起功能障碍**和**睾丸素偏低**。

勃起功能障碍	
定义	勃起功能障碍意味着您无法勃起或者勃起时间较短，无法进行正常的性生活。如果您出现这些问题已经超过了 3 个月，那么您可能是出现了勃起功能障碍
病因	造成勃起功能障碍的原因包括生理性因素、心理性因素或者两者兼具。最常见的生理性因素是阴茎血流量减少以及神经损伤
治疗方法	治疗勃起功能障碍的关键在于找到病因。 可能的治疗方法包括： • 口服药物　　　　• 阴茎栓剂 • 真空负压　　　　• 外科植入 • 阴茎注射　　　　• 心理疏导 如果您尝试的第一种治疗方法不起作用，请不要放弃。您可能需要试一下其他不同的方法，但是您总会找到最适合自己的治疗方法

睾丸素偏低	
定义	睾丸素是一种能够帮助生发、长肌肉、生成精子的激素。如果您的睾丸素水平偏低，您可能会感到： ● 性欲降低　　　　● 体能下降 ● 勃起功能障碍　　● 体重增加 ● 情绪低落
病因	人到中年，睾丸素水平会很自然地开始降低。糖尿病、高血压、超重都会增加睾丸素偏低的风险
治疗方法	医生会通过一种简单的血液测试来检查您的睾丸素水平是否偏低。睾丸素偏低的治疗方法包括采用凝胶、贴剂或注射剂方法提升体内的睾丸素水平

其他常见的性健康问题：

● 生殖器疼痛、麻木或感觉丧失

● 性欲降低

● 逆行射精、早泄、延迟射精

如果您出现了性健康问题，请告知医生，宜早不宜迟。尽早治疗性健康问题往往更容易，效果也更好。

女性常见的性健康问题

女性的性健康问题常常不为人所知，但根据估计有 1/3 的女性糖尿病患者存在性健康问题。两种最常见的性健康问题分别是**阴道干涩**和**无法达到性高潮**。

阴道干涩	
定义	阴道干涩意味着阴道润滑液分泌较少。这可能会导致刺激和不适，尤其是在性交过程中
病因	到达绝经期之前，激素水平会自然地逐渐下降。这种激素水平的下降会影响阴道润滑液的分泌。高血糖引起的神经损伤也会导致阴道干涩
治疗方法	治疗阴道干涩的关键在于找到病因并确定严重程度。可用的治疗方法包括： ● 性生活开始前进行更多的爱抚和刺激 ● 润滑剂 ● 阴道保湿霜 ● 激素替代疗法

无法达到性高潮	
定义	无法达到性高潮是指不能达到性高潮，或者需要很长时间才能达到性高潮（请记住，许多女性在不用手刺激的情况下都不能达到高潮）
病因	病因主要有生理因素、心理因素或两者兼具。常见的原因包括血流量少、神经损伤以及焦虑。刺激不充分或者润滑剂分泌不足也可能是其中一个原因
治疗方法	治疗的关键在于找到病因。通常是以下方法的联合治疗： ● 心理疏导 ● 凯格尔训练增强骨盆底肌肉的力量 ● 机械刺激或电刺激以改善血液流动并增强骨盆底肌肉的力量

其他常见的性健康问题还包括：

- 生殖器疼痛、麻木或感觉丧失
- 性欲降低
- 阴道感染

如果您正受到这些问题的困扰，请告知医生。您的糖尿病管理团队会根据问题的类型及病因给出相应的治疗方案。

189

糖尿病患者如何保持性健康

积极应对糖尿病，可以降低发生性健康问题的风险。从今天开始，把这个糖尿病自我管理清单作为指南。

☐ 控制血糖

血糖控制良好是预防神经损伤和血流量减少的关键。定期检测血糖，并在您的血糖记录本上记下血糖检测值。在每次随访时将这些血糖检测结果告知医生。

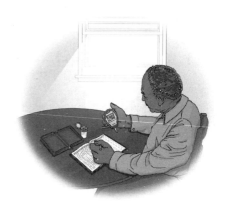

☐ 遵循健康的饮食计划

健康的饮食计划可以防止您的血糖过高或过低。您应该学会如何：

- 选择更健康的食物
- 进食健康的分量
- 在固定的时间内用餐

☐ 科学服药

遵医嘱服药。确保您了解药物带来的所有益处（比如降低血糖）以及可能产生的副作用。如有疑问，请咨询医生。

□ 多运动

有规律的身体活动可以降低血糖、增加血流量。任何让您活动起来的事情都是您朝着正确方向迈进的一步，例如做家务或者散步。

□ 戒烟

吸烟以及使用其他烟草制品会收缩血管、降低血液流动。如果您现在吸烟的话，请向医生咨询如何戒烟。

为了性健康您还可以做这些

- ✓ **限制饮酒** 酒精会让您产生进行性生活的"情绪"，然而它也会使唤醒身体变得困难。
- ✓ **了解血压和胆固醇水平** 高血压和高胆固醇会减缓血液流动。
- ✓ **保持情绪健康** 情绪起伏很正常，但是，当您的情绪经常影响到日常生活时，请咨询医生。

关注性健康

性健康问题会令人沮丧，但这并不是结束性生活的信号。学着适应性健康的变化，这样您依然可以继续享受性生活。

了解自己的身体

生殖器不是表达性快感的唯一途径。花一点时间独自从头到脚探索您的身体。找出感觉良好以及感觉不佳的方式。如果您正处于一段恋情中，可与您的伴侣分享这些信息。

给自己更多的时间

因为当您做好进行性生活的思想准备时，并不意味着您的身体也准备好了。您可能需要花更多的时间进行爱抚和触摸，才能充分唤醒身体。

改变之前的习惯

尝试新事物！尝试表达性爱的不同形式，可以给您的性生活重新带来兴奋和愉悦。下面有一些建议：

- 改变以往进行性生活的时间或地点
- 度过一个只有亲吻和拥抱的夜晚
- 与您的伴侣分享或者一起进行性幻想
- 互相爱抚或者按摩

最重要的一点是，要使得您和您的伴侣对性生活习惯的任何变化都能感到舒服并且愉悦。

与您的伴侣沟通

性健康问题也会影响您和爱人的亲密关系。如果您正面临性健康问题，那么与您的伴侣保持敞开心扉的交流和沟通是很重要的。下面有一些建议：

- **找一个特殊的时间和地点与您的伴侣沟通** 让这成为卧室之外的一个固定约会。例如，计划每周在同一时间碰面 15 分钟。
- **提前写下您想说的话** 如果您担心自己说话时太紧张，可以先练习大声地说给自己听。
- **做一个好的聆听者** 不管您正面临什么问题，您的伴侣都需要您的支持和关爱。
- **保持积极向上** 当一方或者双方都很生气时，您和伴侣之间的沟通是没有价值的，甚至可能会伤害你们的感情。

对于您和您的伴侣来说，如果谈论性健康问题难以启齿，那么请考虑夫妻咨询。专门从事性健康咨询的心理专家会提供好的解决方案。

医生可提供的服务

许多人羞于与医生谈论性健康问题，或者会感到不舒服。然而，当您出现问题或有疑虑时，与医生沟通是非常重要的。

提前做好计划

为了缓解您与医生谈论性健康问题时的焦虑，可以试试以下这几种方法：

- 在拜访医生之前写下您的问题或疑虑，并提前大声地练习。
- 见到医生后就要提出您的问题，以便医生有充分的时间解决这些问题。
- 如果您处于一段恋情中，可以带上您的伴侣一起以获取支持。

就诊时

根据您面临的问题，医生可能会：

- 询问您的病史（包括性健康以及服用的所有药物）
- 体格检查
- 实验室检查以了解糖化血红蛋白、胆固醇和激素水平，或者检查有无神经损伤

有些医生可能不太熟悉性健康问题，或者不太愿意谈论，他们可能会建议您去看性健康专家。如果医生看起来不太愿意或者无法解决您的问题，那么请他帮忙安排转诊您到性健康专科。

糖尿病随访计划

您是糖尿病管理团队中最重要的成员。医生会一直给您提供帮助。可以使用下表来帮助您管理糖尿病。

频率	检查项目	目标	我的结果	
			日期 ———	日期 ———
每次随访	糖化血红蛋白（每 3～6 个月 1 次）	<7%		
	血压	<130/80mmHg		
	足部外观检查	正常		
每 6 个月 1 次	牙科检查	正常		
每年 1 次	胆固醇（低密度脂蛋白胆固醇）	<100mg/dl（2.6mmol/L）如有心脏疾病，<70mg/dl（1.8mmol/L）		
	足部全面检查	正常		
	眼底散瞳检查	正常		
	尿微量白蛋白检查（肾功能）	<30mg/g Cr		

第八篇　糖尿病与情绪管理

情绪健康与糖尿病

当患有糖尿病时，您关注的重点经常是身体健康。然而糖尿病却不仅影响您的身体健康，它还会影响生活的方方面面，包括情绪健康（如感情、态度和精神状态），糖尿病同样可以影响到您家人和朋友的情绪健康。

本书这部分内容主要针对糖尿病患者可能会遇到的情绪问题提供一些信息。这些情绪问题包括压力、抑郁、焦虑、情感缺失以及缺少动力。压力是所有情绪问题共有的，我们将先了解这一问题。

您还将学习如何处理这些情绪问题。您可以通过自己的努力管理好情绪，同时也可能需要得到别人的帮助。您可以找到最适合帮助自己管理情绪的一些途径或方法。

糖尿病的情绪问题与身体问题相似，您可以通过采取一些必要的措施来管理它们。

压力的生理反应

当患有糖尿病时，压力是一个重要的问题。我们所有人都会经历压力并需要积极应对它，而糖尿病却增加了应对压力的难度。压力是生活中很常见的一部分。只要活着，就有压力存在。然而，高强度的压力会使您失去应对能力。当患有糖尿病时，无法解决的压力会使控制血糖水平变得更加困难。

您可能听说过"或战或逃"反应。当处于危及生命的情况下，您的身体会做好两种准备，要么为求生而战斗，要么逃跑并保护自己。发生这种反应时，您的身体会将储存的葡萄糖释放入血，从而获得所需要的能量。

例如，当在开车几乎要发生事故时，您的身体很可能会做出"或战或逃"反应。该反应出现的时候，危险往往已经过去了，但您的身体并不知道。当身体恢复正常时，您可能会有几分钟的时间觉得摇摇欲坠。如果您在这时测试血糖，它很有可能偏高。

尽管支付账单或应对糖尿病这些事情并不像即将发生交通事故那样让人心惊肉跳，许多人仍会把类似的其他问题都视为对生命的威胁。以这种方式看待问题会使"或战或逃"反应的状态持续存在。同时，这些会导致血糖水平更高。

学会管理压力（详见 214 页）可以更容易地应对糖尿病。

糖尿病患者的负面情绪

糖尿病患者可能会出现以下 4 种常见的负面情绪。在这里，我们会对每一种都展开讨论并针对其发生方式提供一些信息。接下来，我们还将讨论如何应对这些情绪问题。

抑郁

人们常常认为抑郁意味着闷闷不乐，其实并不是那么简单。有些出现抑郁的人表现为麻木，有些人不愿面对新一天的生活，他们对自己日常所做的事情失去了兴致，还有些人总担心自己被周围的人讨厌，并总认为周围的人在说自己的坏话。

抑郁是一种情绪疾病，生理因素主要是大脑中化学物质不均衡。研究表明，糖尿病患者更容易抑郁。

其他研究表明，患糖尿病和其他慢性疾病（如心脏病）的人群，抑郁的风险更高。当生活中没有很大压力时都很有可能抑郁，一旦压力过大时则更有可能发生抑郁。

抑郁的主要原因是缺少化学物质五羟色胺，这种物质用于传达大脑与身体之间的信息（参见第 200 页图示）。可能还有其他因素未被完全发现。有证据表明抑郁的类型不止一种。

同样有证据显示，任何情况下炎症的发生都会增加抑郁的可能。糖尿病控制不佳会引起机体组织的炎症，如血管炎症的发生。这就可以解释为什么抑郁似乎在糖尿病患者中更常见。

五羟色胺工作机制

未抑郁时的大脑

五羟色胺在神经末端之间移动

抑郁时的大脑

抑郁时，没有足够的五羟色胺在神经末端之间传递信号

　　抑郁也会引发生理和心理问题，所以很难分辨这些问题是否是由糖尿病导致。例如，抑郁和高血糖都会导致：

- 疲劳
- 身体不适
- 食欲不佳
- 睡眠障碍
- 记忆力减退

您有抑郁的问题吗？

下面列出了抑郁最常见的症状，出现下述的情况说明您可能出现了抑郁，但请记住，这并不足以做出诊断。

两个关键症状　如果您有这些症状中的任何一个，请仔细阅读后文。

- 您不再享受平常喜欢的事情。
- 您感到消极、沮丧或者绝望。

相关症状　如果您有以上两个关键症状中的一个以及一些相关症状，您有可能抑郁。向行为健康专家寻求进一步的评估是一个不错的主意。（详见第 220 页）

- 有睡眠障碍，包括入睡困难、睡眠不深或者睡眠过多。
- 感到疲倦或者大部分时间没有活力。
- 食欲下降或一直想吃东西
- 想一些对自己不好的事情，认为自己是个失败者，认为您会让自己或者其他人失望。
- 很难集中精力完成一件事，比如看电视或者阅读。
- 很难以正常的速度讲话或者活动。
- 很难安静地坐着，感到烦躁不安。
- 认为自己生不如死或者可能会以某种方式伤害自己。

如果您有伤害自己的想法，请尽快求助。

如果您处在紧急危险之中，请寻求紧急服务。

（改编自 DSM-IV 1994）

焦虑

很多人自称"紧张"或者说"我是一个易发愁的人"。有时候这些只是一个人的性格，有时候则反映出焦虑的问题。有证据显示有些人天生就比其他人更容易焦虑。如果您是这些人的其中一个，就很可能变得焦虑。这些问题比抑郁更常见。

应对一种慢性疾病，如糖尿病，更有可能让一个人出现焦虑问题。例如，一次严重的低血糖发作可能会给人造成创伤后应激障碍。这是因为，经历的情况似乎是危及生命的创伤。如果创伤没有解决，它会导致一个持续的焦虑问题。

目击危及生命事件的人也会感受到痛苦，所以家人和朋友也会对低血糖事件产生一种创伤后应激反应（当家人找到发生这种危及生命事件的原因时，这种情绪就会大大缓解）。

恐惧是导致焦虑的主要问题。恐惧可能没有具体的来源，也可能源自某个具体的事情，比如打针。如果您有焦虑问题，甚至可能为了避免或减少恐惧而出现其他问题。例如，一些人害怕离开自己家。有社交恐惧的人担心自己与其他人相处时会做一些令人尴尬的事情。他们害怕别人看到自己的窘态，以至于讳疾忌医。

您有焦虑的问题吗？

下面这些焦虑的迹象可能表明需要进一步的评估和治疗。如果您有这些症状，那么向行为健康专家寻求进一步的评估是一个不错的主意。

- 觉得自己是一个紧张或者易发愁的人。
- 当人较多时会找理由来避免参加活动。
- 发现自己总是重复某些事情使自己冷静下来，尽管知道这并不需要。例如，虽然知道自己已经吃过药了，但可能会反复检查并确认。
- 发现自己总是重复出现相同的想法，尽管想停下来却做不到。例如，虽然知道自己的血糖水平总是偏高，但仍担心出现低血糖。
- 会做噩梦或者不好的事情反复在脑海中出现。
- 突然担心自己患上心脏病或者窒息。如果去急诊室，他们会告诉您，您的身体没问题。
- 对某些事（比如打针或者患低血糖）感到害怕，以至于用自己的方式去避免它发生。

悲伤和失落

对许多人来说，被诊断为糖尿病会有一种失落感。例如，在以下情况您可能会觉得自己失去了自由：

- 在选择食物时
- 在如何利用时间方面（比如要运动而非休息）
- 因为要照料自己的糖尿病
- 当别人因为您的糖尿病而有所顾虑

有些人认为被诊断为糖尿病意味着生命走到了尽头，有些人认为患糖尿病意味着他们不再健康，还有些人认为患糖尿病便失去了未来。例如，一些人认为他们会出现与糖尿病（并发症）相关的健康问题如心脏疾病或肾脏疾病。

大多数人会因为这些失落感而悲伤。如果您不能接受自己患糖尿病的事实或者只是对此感到生气，那您会更加悲伤。如果不能摆脱自己的悲伤、不能学会接受自己的糖尿病，那可能会丧失生活的动力。

您有悲伤和失落的问题吗？

读下面这些句子。如果这些情况对您来说是个大问题，请考虑针对您的糖尿病情况寻求帮助，包括心理疗法或者支持小组。（详见第 220、221 页）

- 我觉得糖尿病每天都消耗我过多的生理和心理的精力。
- 当我想到自己患有糖尿病时会感到生气、害怕和（或）沮丧。
- 我觉得糖尿病控制着我的生活。
- 我觉得我无论做什么最终都会患严重的长期并发症。
- 我对因患糖尿病给生活带来的各种各样的限制感到力不从心、不知所措。

（改编自 Polonsky et al.2005）

积极性问题

糖尿病患者最大的难题之一就是保持积极生活的动力。有些人无法接受他们患有糖尿病。从一开始，他们便发现很难保持管理糖尿病的积极性。即使很多人在起初似乎做得不错，但很难在几个月或几年之后仍保持这种积极性。

保持积极性很难。大多数人都希望漂亮地做好一件事从而获得成就感。只要像他们期望的那样能在某天完成这件事，他们就愿意为此而努力。

然而，糖尿病管理没有终点。一旦确诊，您的余生都将与它度过（除非科学家找到治愈方法）。这意味着您生活的每一天都要保持动力去做相同的事情。这是很困难的。

很少人能够做到百分之百的全身心投入。尽管您知道糖尿病自我管理有助于保持健康，但有时您仍然无法很好地进行自我管理。

一旦出现积极性问题时，您便会找借口不去做那些简单的事情，如测血糖。您还会忘记吃药、吃得过饱，但您却说"就这一次"，然而这每天都在发生。

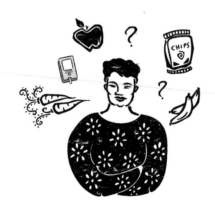

您缺乏积极生活的动力吗？

读下文，了解您是否需要在保持积极生活的动力方面得到帮助。如果这些情况对您来说是个大问题，请考虑寻求帮助。

- 我觉得我测血糖次数不够频繁。
- 我觉得我经常不能很好地遵循糖尿病治疗方案。
- 我不相信我可以在日常生活中控制糖尿病。
- 我觉得我不能坚持良好的饮食计划。
- 我觉得我没有保持糖尿病自我管理的积极性。

（改编自 Polonsky 等. 2005）

找到动力

很多人都会经历"糖尿病过山车"，有一段时间积极性很强烈，然后下降，可能积极性还会再回到高点，但您知道不久之后它会再次跌落。糖尿病需要精心的照顾，这导致保持动力非常困难。

视恐惧为动力

人们经常因为恐惧才会积极管理糖尿病。常见的恐惧包括：

- 担心需要使用胰岛素
- 担心以后出现并发症
- 担心别人向您讲述其他糖尿病患者血糖控制不佳的例子

起初，不管什么原因，恐惧都可以使您保持积极性。可惜，恐惧不会一直持续，积极性也会消失。如果恐惧不能长期有效，那是什么能够发挥作用？

这就是希望。如果您相信自己会很健康，那么希望便可以成为您的动力。研究显示，大多数悉心照顾糖尿病的患者可以避免并发症，并拥有健康、长寿的生活。如果您更关注自身健康，您会更容易保持积极性。

规则和反抗

约束太多会降低积极性。许多人认为他们必须按照规则去管理糖尿病。

- "我必须检测血糖"
- "我不能吃甜食"
- "我必须得锻炼身体"

他们认为只需要意志力和自我约束力就足够了。如果他们没成功，首先会从情绪上丧失信心，破罐子破摔。人们的失败总是这样的过程。

我们每个人都有逆反心理，只是有的人更加强烈。逆反者不喜欢被告知应该做什么，而且反对强加给自己的任何规则。即使是自己制定的规则，也同样反抗。例如，时间越长逆反者会越难保持积极性：

- 找借口（比如"我没有时间散步"）
- 钻空子（比如"我的血糖很低，所以我可以吃一块蛋糕"）
- 做其他事情（比如看电视或者做家务）
- 让您觉得渴望的东西被剥夺了（如热巧克力圣代）
- 认为失败了一次，便不妨就此放弃

必胜之心

关注规则的另一个问题是，即使做了自己"应该"做的也不会成功。您会告诉自己只是在遵守规则。所以，不会因为自己良好的表现而肯定自己或者感到骄傲。如果您从来不觉得自己会赢，那如何保持积极性呢？

解决这个问题首先要求我们认识到，不存在所谓的"糖尿病规则"。您不必为自己的糖尿病做任何事情。无论您是没有动力，还是没有照顾好自己，"糖尿病警察"都不会把您带走。

事实上，糖尿病自我管理都是一些指导性的方针，而不是规则。您可以做一些事情来管理糖尿病，然后拥有健康、长寿的生活，但是您并不是必须要做这些。

这需要您做出选择，比如：如果我想要健康，那么我需要遵循糖尿病自我管理的指南。只要这是您自己的选择，内心就不存在逆反了。您选择做对自己有益的事情，所以每件事都是值得点赞的。您一定会成功。

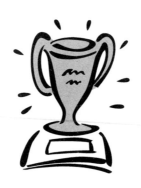

提高注意力

另一个可以帮助您保持积极性的方法是，关注那些积极的事情。如果您测血糖、吃药、锻炼，或做其他事情来管理糖尿病，那么您就成功了。做那些您认为重要的事情，有助于达到目标，即尽可能长久地保持健康。提高注意力并肯定自己的功劳是很重要的。管理糖尿病会变成日常生活中的一部分，以至于您甚至不会注意到自己每天都在做重要的事。

当小小的成功出现的时候，请花点时间留意它们。睡觉前想想您白天所做的事情，并肯定自己的功劳。您的一些小过失不必挂在心上，着眼于您取得的成功才是重要的。记住，您需要长久地保持积极性，而庆祝成功有助于此。

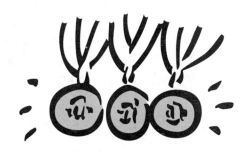

寻求帮助

得到其他人的支持对您保持积极性也很重要。有些人试图通过告诉您他们认为您"能"与"不能"做的事情来支持您。然而这些只不过是让您变得更加逆反。您可以告诉他们您的需要,以此来获得他们的支持。请他们关注您做得好的方面而不是关注您的错误。与他们分享您的目标,从而获得支持。

有时,让支持您的人给您奖励是非常有帮助的。您可以通过玩游戏的方式给这个过程增添乐趣。

例如,为了增加您的身体活动,您可以玩"走到卡拉马祖"的游戏。

走到卡拉马祖

- 选择"走到"一个遥远的小镇。
- 当您已经"走到"卡拉马祖(或者任意一个您选择的小镇)时,请您的支持者带您出去看电影(或者给予您其他奖励)。
- 每天都记录您走了多远,计算里程总数。如果需要,可以绘制地图来激励自己。
- 当您完成了需要的距离,到达您选择的小镇时,请说:"嘿,我在卡拉马祖,请奖励我。"

在糖尿病自我管理的其他方面,您也可以使用类似的计划。

您能为自己做什么

您可以做这些事来帮助维持或者恢复情绪健康。

- 注重自我保健
- 管理压力
- 改变饮食习惯
- 积极锻炼身体

自我保健

自我保健是最重要的,因为它包括了您为了保持健康所做的大部分事情。然而,许多人很难做到优先考虑到它。他们把别人的需求放在自己的需求之上。

请先戴好自己的面罩

飞机起飞之前,航空公司工作人员都会告诉您在紧急情况下要做什么。他们会说的一件事情是,如果机舱失去压力,您座位上方的面板将会打开,氧气面罩会自动落下。这种情况下,您需要戴好面罩,才能呼吸氧气。他们会强调,如果与您同行的人不会戴面罩,也请您先戴好自己的面罩,然后您才可以帮助他。否则,您可能会昏倒。那样您将无法再帮助自己或他人。

当您患有糖尿病等慢性疾病时，要先照顾好自己，这非常重要。换句话说，要优先考虑自我保健，否则有一天，您可能无法继续照顾您爱的人。如果您不能好好照顾自己，您有可能会把家人和朋友的事情弄得非常糟糕。

压力管理

前面讨论的每一种负面情绪都会加剧压力。管理压力可以帮助缓解一些难题。您可以做以下这些事情。

花时间照顾自己　如果您认为需要一个小时来做一些事，很可能您需要两个小时。所以，应提前做计划，避免匆忙。如果您一天中从未有足够的时间，那么请设置一些优先事项。问自己什么是最重要的或者真正需要的。放下那些并非真正需要做的。如果其他人有能力做那些待完成的事情，请寻求他们的帮助。

如果您仍然找不到时间，可以坐下来与朋友讨论您是如何利用时间的。如果仍没有效果，您可能需要寻求专业的时间管理者的帮助。

寻找放松的方法　参加压力管理、冥想、瑜伽、武术（如太极和气功）等方面的课程，或者学习一些其他类型的放松技巧都是非常不错的想法。社区教育项目往往会以合理的价格提供这些类型的课程。

有些人觉得祷告有助于净化心灵、放松身心。如果您已经学会如何祷告，那么您可以考虑运用这种方法。

深呼吸放松法

腹式呼吸对放松身心和管理压力非常有帮助。根据下列指导，完成腹式呼吸。

1. 以舒适的姿势坐着或躺着。
2. 放松您的腹部。
3. 把一只手放到您的腹部。
4. 吸气时，您的手也随之升起。
5. 吸气时，缓慢计数，尽可能地计数多一些。*
6. 吸到足够多时，暂停几秒钟。
7. 呼气时，缓慢计数，尽可能地计数多一些。*
8. 呼气时，您的手随腹部下降。
9. 呼气完成时，暂停几秒钟。
10. 重复1～2次。
11. 然后以正常节奏自然呼吸，但继续腹部呼吸。

*记住，尽管您只能数到5左右，也要缓慢计数。

每天练习几次腹式呼吸，这样您就可以在需要的时候用它来缓解焦虑或管理压力。您可以设置一个提示（如当时钟整点报时或每餐之前）来提醒您练习。

满怀希望而不是恐惧　专注于健康而不一定是循规蹈矩。记住，如果您照顾好自己，就会保持健康。

例如，考虑到以下这两个原因时，您可能会更频繁地检测血糖。一种情况是，您读到一篇关于糖尿病引起足部问题的文章。第二种情况是，您想到在将来的某天您与孙子一起散步的场景。在第二种情况中，关注的重点是希望而不是恐惧。如果您也这样想，您更有可能在几个月后仍在检测血糖。

让您的生活充满欢声笑语　有趣的活动，比如游乐园的娱乐项目甚至蹦极，可能会有压力，但这可能是一个积极的压力，有助于您应对生活中的其他困难。去发现有趣的人和事吧！

另外，能够笑对生活的糖尿病患者似乎更容易应对糖尿病并保持动力。例如，有人告诫您不要吃糖时，用笑容回应他比因此生气会让您感觉更好。

给您的糖尿病写封信　如果您难以接受糖尿病，可以考虑给它写封信。这是一个表达练习，有助于您把情绪（内在）变成可以触及的事物（外在）。如果您不喜欢写作，还可以选择绘画或者其他的表达形式。

　　确保得到足够的优质睡眠　如果您需要一个闹钟叫醒自己，或者早上醒来后感觉昏昏沉沉，那很有可能您没有得到足够的睡眠。找时间打个盹、早点上床睡觉，或者使用以下这些技巧来增加睡眠时间。

睡眠小窍门

- 养成规律的睡眠习惯，每天在固定的时间睡觉和起床。
- 中午之后不再摄入咖啡因。
- 睡前3小时不再吃东西。
- 当您想睡觉时，保持卧室舒适、黑暗且安静。
- 不在床上看书、看电视或者工作，卧室只允许睡觉和亲密。
- 如果您对时间感到焦虑，那么请遮盖闹钟或者放在您看不见的地方。
- 利用白噪声（持续的背景音乐淹没干扰音乐）帮助您睡得更深。
- 平静思绪。例如，最简单的方法就是重复数字"一"。这需要练习，所以您要坚持下去。

避免把食物当作敌人

许多糖尿病患者或有体重问题的人倾向于把食物当作难题。这可能会导致：

- 避免就餐
- 就餐匆忙
- 饮食结构单一
- 对吃东西这件事感到内疚

举个例子，如果您对自己吃什么感到内疚，您更有可能匆忙吃完而不注意您所吃的食物。

如果您平时把吃东西当作积极的事情，您会发现遵循饮食计划并不难。记住，您需要大约 20 分钟才会感觉到吃饱了。如果您细嚼慢咽，时间会过得很快。每天规律饮食，可以减少对不健康食品的渴望。寻找可以仔细品味并享受的食物。

如果您要吃点东西，不妨享受它。如果别人请您吃了一顿大餐，您也不必内疚，您可以放慢速度，真正享受它。如果您喜欢它，就不会有被限制的感觉。作为奖励，您可能不会再那么强烈地渴望不健康的食物。

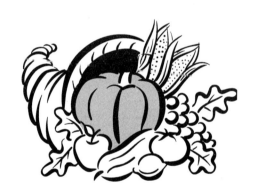

身体活动

许多人对体育锻炼有消极的想法，因此可以用"身体活动"来代替。另外，它关注的重点往往是积极的。通过提高活动水平，您可以感受到身体活动给您的糖尿病带来的积极作用。您知道身体活动可以帮助您管理压力、提高抗病能力吗？增加活动量甚至已经被证明有助于减少抑郁和焦虑。

散步是最好的身体活动方式之一，它仅仅需要一双舒服的鞋。您可以独自散步，也可以与别人一起。您什么时候都可以散步。如果天气不好，您可以在商场或其他大型建筑里散步，随便转转。

如果不能散步，还有一些其他的选择。尽管您不会游泳，但是如果可以去泳池的话，您也可以去锻炼。您可以做一些水上有氧运动或者只是在泳池的浅水区来回走走。

在家里或其他地方，您可以做一套完整的坐姿训练。您可以跟着视频完成锻炼或者按自己的想法来。如果需要的话，您甚至可以把未开封的汤罐头作为轻量级哑铃来锻炼。

如果您不喜欢枯燥的、有固定动作的运动，寻找其他方法来锻炼身体并发现其中的乐趣。许多人都喜欢的跳舞、园艺以及其他活动，也是不错的身体活动。

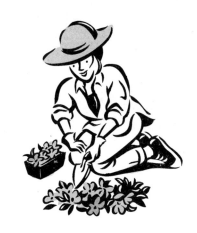

当需要帮助时

尽管很多事情您都可以自己完成,有时您也需要别人的帮助。但是您知道什么时候需要就医吗?

前面列出的"您有……的问题吗?",请回顾您自己的回答。(详见第201、203、205、207页)。如果您的答案中反映了一些问题,您可能需要进一步的评估来检查您是否需要治疗。对于抑郁和焦虑问题来说,这非常重要。这些情况通常可以得到有效治疗,并帮助您重新回到正常的生活。

如果评估表明需要治疗,以下这些是主要的选择。

- 心理疗法
- 药物疗法
- 心理疗法与药物疗法联合治疗

心理疗法

多数情况下,心理疗法被认为与药物疗法在治疗抑郁与焦虑方面效果相同。其同样有助于解决悲伤和失落、积极性的问题。

心理疗法有很多不同的方法。在某种程度上,大多数方法都旨在改变您看待问题以及看待自身的方式。这些方法包括与行为健康专家交谈,他们会让您说出您的关注点,并给出解决办法。例如,您可以学习新的沟通方式来寻求帮助,从而应对糖尿病。他们还会指导您如何运用深呼吸放松法来缓解焦虑。每一个问题都有自己的特点,因此,解决这些问题的方案也一样具有针对性。

与医生相处融洽是非常重要的。不要勉强接受不适合您的人。如果糖尿病是您的主要问题,那么向健康心理学家或者专门从事健康相关工作的人咨询是一个不错的主意。心理治疗服务的提供者包括:

- 心理学家
- 社会工作者
- 婚姻治疗师、家庭治疗专家
- 注册咨询师
- 精神科医生(许多精神科医生基本上也是采用药物治疗,他们实际上并不是对病人进行心理治疗。)

起初,心理治疗意味着您要经常与您的治疗专家会面(每周一次或每两周一次)。通常随着不断地治疗,会面的次数会逐渐减少。

支持小组

　　大多数社区都有支持小组来提供服务。除了获得专业帮助之外，支持小组也可提供帮助。他们会提供一个很好的环境，来处理那些可能不需要专业帮助的问题。您可以向管理团队咨询或者上网查询，了解您附近的支持小组。如果您不喜欢您去的第一个小组，那就试试另一个。

药物疗法

多数情况下,药物疗法被认为与心理疗法在治疗抑郁与焦虑方面效果相同。精神专科医生可以给您开药。

有趣的是,同一类药物对治疗抑郁和焦虑效果相同。这类药物是 SSRI 药,即五羟色胺再摄取抑制剂。

正如前面所提到的,人们认为,五羟色胺是人体内影响抑郁(和焦虑)的主要化学物质。通过生成更多的这种化学物质,可以使身体恢复到一个更自然的状态。如果它正常发挥作用,将有助于回到抑郁之前的感觉。如果您的情绪忽高忽低,您可能需要试一下其他的药物。

您要知道这些药物大约 4 周后才能真正开始起作用。观察这种药物是否有效,需要一定的时间。尽管如此,您还有其他的选择。如有需要,请向医生咨询。

联合治疗

心理疗法与药物疗法可以单独发挥作用,但有研究显示,联合用药效果更佳。如果您同时接受心理与药物治疗,您可能会:

- 更快速地恢复良好状态
- 更持久地保持良好状态
- 复发的可能性更小

应对挑战拥抱健康生活

患糖尿病意味着余生都要面对生理和心理上的挑战。希望这部分内容可以有助于您应对这些挑战。

最重要的一个理念是心怀希望。我们已经知道，积极应对糖尿病者通常是可以避免大多数并发症的。如果您能记住这些并选择健康的生活方式，您会发现应对糖尿病带来的压力并不困难。

有些人说他们不想被糖尿病控制，所以试图无视它。然而他们不知道的是漠视糖尿病反而会被它所控制。

为了控制它，您需要完全接受患糖尿病的事实，并仅仅把它当作您生活的一部分。那么问题出现了：*您想控制糖尿病还是被糖尿病控制？*

想要控制糖尿病，那么需要您把糖尿病融入生活中去。这样，它不再是您总需要考虑的压力，而是您要做什么事情来照顾自己。

管理**糖尿病**与您在乎孩子的未来、您的工作和您的社交生活一样重要，应该将它做得更好。这与日常生活中的其他事情截然不同，如着装。

如果您能积极控制糖尿病，很可能只需要每天花几分钟而已。如果病情控制得很好，您**不需要**花费大量的时间和精力来应对它。

　　虽然大多数人可能会把您当作糖尿病患者，请不要在意。

　　相反，您只是一个糖尿病患者。糖尿病只是您生活中的一部分，您能够积极面对并管理好它。

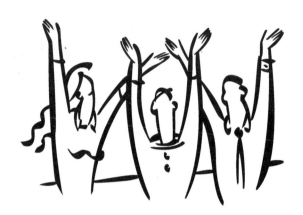

第九篇　碳水化合物计数

什么是碳水化合物计数

碳水化合物计数是一种可以帮助确定和测量您所摄入的碳水化合物数量的工具，碳水化合物计数有助于您：

- 保持葡萄糖水平在目标范围内
- 根据您的喜好制定一个饮食计划

碳水化合物计数有 3 个步骤：

1. 识别含有碳水化合物的食物
2. 确定一份碳水化合物的量
3. 计算您正餐或加餐时的碳水化合物总量

对大多数人来说，无论您是在家用餐还是外出用餐，碳水化合物计数都是简单且实用的。本部分内容将会为您提供一些关于碳水化合物计数的基本知识。

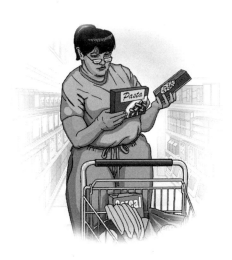

关于碳水化合物

您摄入的食物中包含了碳水化合物、蛋白质和脂肪。这些营养物质中，碳水化合物对血糖水平的影响最大。

您的身体如何使用碳水化合物

当您的身体消化（分解）碳水化合物时，它将转变为血液中的葡萄糖。葡萄糖随着血液流动到身体的细胞里，您的胰腺（胃附近的一个器官）分泌一种叫胰岛素的激素，它可以促进葡萄糖进入细胞，一旦葡萄糖进入细胞，就可被用来为身体提供所需要的能量。

如果患有糖尿病,您的身体就不能够:

- 产生胰岛素,或
- 产生足够的胰岛素,或
- 正常利用胰岛素

胰岛素不足或胰岛素使用不当是血糖水平升高的一个原因。

碳水化合物如何影响您的血糖水平?

您的血糖水平受 3 个因素影响:

1. 您吃了多少?

2. 您吃了什么?

3. 您什么时候吃的?

与碳水化合物的类型相比,您所摄入碳水化合物的数量对血糖水平的影响更大。

碳水化合物的摄入应定时定量。如果在一餐或加餐时摄入了过多的碳水化合物,您的血糖水平可能会升得过高。如果碳水化合物摄入太少,您的血糖水平又可能会降得太低。

其他的因素也可能影响您的血糖水平。这些因素包括糖尿病药物、压力和身体活动。

含碳水化合物的食物

含碳水化合物的食物对人体十分有益,应该每餐都摄入。碳水化合物食物不仅能为人体提供能量,还含有重要的营养素、膳食纤维、维生素和矿物质。

含碳水化合物的食物包括:

- 面包、玉米面饼、咸饼干和扁面包
- 燕麦片、米饭和意大利面
- 淀粉类蔬菜,如玉米、豌豆和土豆
- 红豆、白豆和黑豆
- 水果和果汁
- 牛奶和酸奶

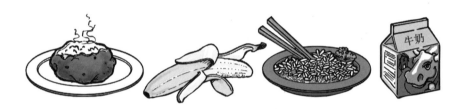

其他含有碳水化合物的食物

糖果、曲奇、冰淇淋和其他含有碳水化合物的甜点,还有许多饮料。这些饮料包括:

- 常见的饮料(非低热量)
- 运动饮料
- 柠檬茶
- 含糖茶饮品

方便食品,比如快餐食品和包装零食等,通常都含有碳水化合物、蛋白质和脂肪。混合食品也是如此。这些食物由两种或更多含有碳水化合物的原料组成。以辣酱汤为例,它的哪一部分含有碳水化合物呢?如果您认为是豆子的部分,那么您是正确的!

含量很少或不含碳水化合物的食物

肉类、禽类、鱼类、肉类替代品（如蛋、奶酪和花生酱）和脂类不含碳水化合物，所以这些食物不会影响您的血糖水平。但是，它们很重要，因为它们可以提供蛋白质及其他营养物质。为了保护心脏，要选择食用瘦肉和健康的脂类。

大部分非淀粉类的蔬菜含有极少的碳水化合物，因此它们对血糖水平的影响不大。比如做沙拉用的绿叶菜、西蓝花、胡萝卜和甜椒都富含维生素、矿物质和膳食纤维，这些食物想吃多少就吃多少。

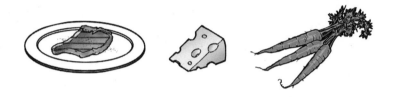

可以尽情吃的食物

每份碳水化合物含量少于 5g 且热量低于 20 卡路里的食物可以尽情地吃，因为它们对血糖水平的影响不大。以下是一些食物的举例：

- 无糖果冻
- 香料、调味料
- 糖替代品（如三氯蔗糖、怡口糖、低脂糖）
- 不加糖的咖啡或茶（热的或冰的均可）
- 减肥（低热量）饮料
- 白开水

其他的一些食物中含少量的碳水化合物，下面的这些分量的食物，您一天共可以吃 3 份。

- 无糖果酱或果冻（2 茶匙）
- 萨尔萨辣酱（1/4 杯）
- 腌黄瓜（1 中等大小）
- 番茄酱（1 汤匙）
- 不含糖的果汁（2 汤匙）

饮食计划

饮食计划告诉您在正餐和加餐时吃多少碳水化合物。执行饮食计划有助于平衡摄入的碳水化合物和身体产生或者摄入的胰岛素。

您不需要吃特别的食物。营养师将会基于以下几点制定饮食计划：

- 您喜欢吃什么、在什么时间、吃多少
- 您的生活方式，包括您做多少身体活动
- 您的健康需要以及目标体重
- 您的降糖药物（如果有）

在饮食计划中选择健康的食物有助于降低与糖尿病相关的严重健康问题的风险，比如心脏疾病。

继续阅读来学习碳水化合物计数的 3 步骤吧。一旦您知道了这些知识，您和糖尿病教育者就可以通过完成 257 页的表格来制定适合您的饮食计划。

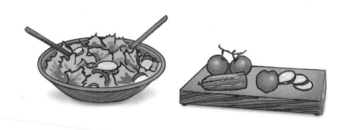

碳水化合物计算的 3 步骤

现在您知道了哪些食物含有碳水化合物,哪些食物不含碳水化合物。这部分将向您展示如何计算食物和饮料中的碳水化合物。

第1步:识别含有碳水化合物的食物

哪些食物含有碳水化合物,您有清晰的概念吗? 我们用两个练习来检查一下。

练习

1. 根据您所知道的食物类型,圈出这份餐食中含有碳水化合物的食物

鸡肉	萨尔萨辣酱
墨西哥薄饼	酸奶油
生菜和西红柿	西班牙什锦饭
奶酪	常见(非低热量)饮料

2. 在这份餐食中的其他食物是什么种类?

核对您的答案。

答案:

1. 墨西哥薄饼 西班牙什锦饭

2. 鸡肉=禽类;生菜和西红柿=不含淀粉的蔬菜;奶酪=肉类替代品;萨尔萨辣酱、常见(非低热量)饮料=可以尽情吃的食物;酸奶油=脂肪

练习

在含有碳水化合物的食物旁划"√"

☐ 苹果派　　　　　　☐ 汉堡面砂锅

☐ 鸡肉和米汤　　　　☐ 火鸡三明治

您能计算出所有这些混合食物吗？

它们都有一些碳水化合物。以下的表格展示了这些食物中的碳水化合物。

食物	碳水化合物
苹果派	面包屑、苹果、糖
鸡肉和米汤	米饭
汉堡面砂锅	面条
火鸡三明治	面包

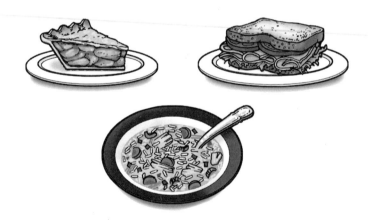

第2步：识别一份碳水化合物

您可以用"份数"或"克数"计算碳水化合物。一份碳水化合物是一份含有约15g碳水化合物的食物或饮料。

1份碳水化合物的量在不同食物中是不同的。在234～235页的清单中列出了一些常见的含碳水化合物的食物。对每一条目，数量一列显示的是1份（15g）碳水化合物。

比如：1个小苹果是1份（15g）碳水化合物，2个小苹果（或1个大苹果）则为2份（30g）碳水化合物。

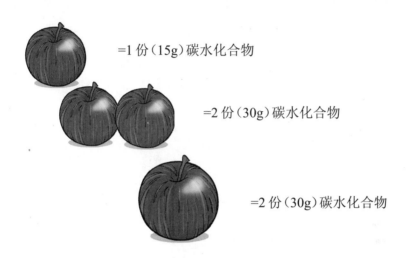

=1份（15g）碳水化合物

=2份（30g）碳水化合物

=2份（30g）碳水化合物

1份(15g)碳水化合物的量

以下的食物清单均为估计,请记得,食物标签是营养信息的最好来源。

谷物或谷物食品	数量
小百吉饼	1/2 块(2 盎司,约 60g)
面包	1 片
小圆面包、汉堡或热狗	1/2 小圆面包
无糖燕麦片	3/4 杯
薯条、土豆或玉米粉薄烙饼	10~15 片
煮粗麦粉	1/2 片
点心咸饼干	5~6 块
小餐包	1 个(1 盎司,约 30g)
英式松饼	1/2
无糖的煮燕麦粥或粗燕麦粉	1/2 杯
煎饼	1 份(4 英寸,直径约 10cm)
煮意大利面	1/3 杯
爆米花	3 杯
煮白米饭或糙米饭	1/3 杯
玉米面墨西哥薄饼	2 块(6 英寸,直径约 15cm)
普通墨西哥薄饼	1 块(6 英寸,直径约 15cm)
华夫饼	1 块(4 英寸,直径约 10cm)

淀粉类蔬菜	数量
玉米	1/2 杯或 5~6 英寸(约 13~15cm)长
煮干豆	1/2 杯
新鲜豌豆	1/2 杯
煮的甜土豆或白土豆	1/2 杯
煮南瓜、煮橡树果或煮白胡桃	1 杯

非淀粉类蔬菜**没有**列在上述的表格中。

1½ 杯煮熟的或 3 杯生的非淀粉类蔬菜包含 1 份碳水化合物。

牛奶和酸奶	数量
牛奶	1 杯
添加人工甜味剂的酸奶或纯酸奶	3/4~1 杯

水果和果汁	数量
苹果、橘子、桃子或其他中等大小的水果	1 个
大香蕉	1/2 根
浆果类水果	1 杯
含糖水或果汁的罐装水果	1/2 杯
樱桃	12 颗（1 杯）
小葡萄	17 颗（1/2 杯）
水果果汁	1/3～1/2 杯
大葡萄柚	1/2 个
块状甜瓜	1 杯
葡萄干	2 汤匙

糖 / 甜品	数量
无糖霜的巧克力蛋糕 / 蛋糕	2 英寸 ×2 英寸（5cm×5cm）
水果硬糖	3 块
曲奇饼干	1 块（3 英寸，约 7.5cm）
脱脂或低脂的冻酸奶	1/3～1/2 杯
普通果冻	1/2 杯
蜂蜜或蔗糖	1 汤匙
普通果酱或果冻	1 汤匙
淡味或普通冰淇淋	1/2 杯
无糖布丁	1/2 杯
普通糖浆	1 汤匙

混合 / 方便食品	数量
亚洲主菜（肉和蔬菜，没有米饭）	1 杯
砂锅菜或者热菜	1/2 杯
含豆子的辣酱汤	1/2 杯
意大利面或土豆沙拉	1/3～1/2 杯
薄皮的冷冻比萨饼　中等大小	1 片（1/8 比萨）
罐装汤	1 杯

阅读营养成分表

食物包装上的营养成分表是找到营养信息的最好地方。营养成分表包含了一份含有多少克的碳水化合物。

让我们看看一个营养成分表告诉了您什么？

每份食物的量

所有成分表上的信息都是基于每份食物的量。如果您吃了 2 份，那么您将吃了 2 倍的碳水化合物、其他营养物质和卡路里。

注意：这里列出的克数是每份的重量，不是碳水化合物的总克数。

每个包装所含的食物份数

这是每个食物包装里的总份数

总碳水化合物

这个列表是每一份中的碳水化合物的总克数。包括膳食纤维和糖。如果食物中包含糖醇（见 246 页）也会被列出来。

营养成分表

每份食物的量1块（36g）

每个包装所含的食物份数　6份

每份数量	
卡路里 140	脂肪卡路里 25
	%日需要量*
总脂肪 3g	5%
饱和脂肪 0.5g	3%
反式脂肪 0g	
胆固醇 5mg	2%
钠 110mg	5%
总碳水化合物 27g	9%
膳食纤维 1g	4%
糖 9g	
糖醇 0g	
蛋白质 2g	

转换成碳水化合物的份数

当您阅读一个食物标签时，可使用以下表格将碳水化合物的克数转换成碳水化合物的份数。

总碳水化合物（g）	碳水化合物份数（份）
0～5	0
6～10	½
11～20	1
21～25	1½
26～35	2
36～40	2½
41～50	3
51～55	3½
56～65	4
66～70	4½
71～80	5

练习

标签阅读练习

1. 看236页的标签。每一份包含多少克的总碳水化合物？ ＿＿＿ g

2. 查阅上表将碳水化合物的克数转换成份数。一份这种食物含多少份碳水化合物？ ＿＿＿份碳水化合物

核对您的答案。

答案：1. 27　2. 2

其他识别碳水化合物份数的方法

　　当没有食物标签时，您可以使用其他的方式来计算食物中碳水化合物的数量。不同的食物可选择不同的方法来测量。这些方法包括：

- 日常的厨房用具（比如量杯和勺子）
- 整个食物（比如 1 个水果）
- 部分食物（比如 1 片面包）

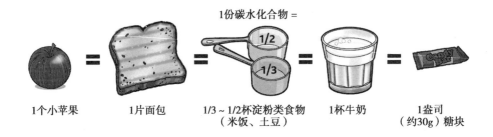

1份碳水化合物 =

| 1个小苹果 | 1片面包 | 1/3 ~ 1/2杯淀粉类食物
（米饭、土豆） | 1杯牛奶 | 1盎司
（约30g）糖块 |

第3步：计算正餐和加餐中的总碳水化合物数量

现在您知道了什么食物中含有碳水化合物，也知道了1份碳水化合物是多少。最后一步就是计算摄入碳水化合物的总量。

饮食计划告诉您每一餐和加餐需要摄入碳水化合物的量。为了良好的营养，大多饮食计划中每餐至少包括2份碳水化合物，下表给出了进食碳水化合物的一般原则。

每餐碳水化合物摄入的一般原则

	减重人群	维持体重的人群	身体活动量大的人群
女性	2~3 份 （30~45g）	3~4 份 （45~60g）	4~5 份 （60~75g）
男性	3~4 份 （45~60g）	4~5 份 （60~75g）	4~6 份 （60~90g）

试着将每餐的碳水化合物总量与饮食计划匹配。这意味着您可能会比过去吃得更小份。

练习

　　我们来练习计算一餐中的碳水化合物总量。下面是一份晚餐的菜单。计算晚餐中所包含的碳水化合物份数和克数。如果需要，使用 234～235 页的食物清单，核对您的答案。

食物	数量	含碳水化合物的份数	含碳水化合物的克数
烤鱼	3 盎司（约 90g）		
煮米饭	1/3 杯		
蒸西蓝花	1/2 杯		
餐包	1 小个		
人造奶油	1 茶匙		
冰淇淋	1/2 杯		
咖啡	1 杯		
碳水化合物的总份数和碳水化合物总克数 =			

　　答案：米饭：1 份（15g）碳水化合物

　　　　　餐包：1 份（15g）碳水化合物

　　　　　冰淇淋：1 份（15g）碳水化合物

　　　　　总量：3 份（45g）碳水化合物

练习

使用 234～235 页的食物清单，计划含有 4 份（60g）碳水化合物的一餐。试着选择您平时吃的食物。

食物	数量	碳水化合物份数
总碳水化合物份数		4

每餐都摄入足量的碳水化合物份数

不要在一顿正餐或加餐中"节省"您应该摄入的碳水化合物份数。请记住：

- 一次摄入太多的碳水化合物会使您的血糖水平升得过高。
- 一餐或加餐时摄入太少的碳水化合物会使您的血糖水平降得过低。

碳水化合物计数的小技巧和工具

有一些方法可以帮助您计算食物中的碳水化合物含量和执行饮食计划。

估计食物的分量

当没有食物标签或者没有量杯时,您可以使用其他的方法来估计食物的分量。估计食物的分量是比较复杂的,但随着练习,您可以正确做到。

在家就餐每天使用相同的盘子、碗和杯子,因此只要知道一份碳水化合物是多少,您就可以用这些餐具来估计食物的分量了。

举个例子:量取1/3杯的熟意大利面置于盘中。再量取1杯熟意大利面置于另一个盘子里。您可以看出两者分量的区别吗?

使用量杯来帮助您练习这项技能,坚持至少1周的时间。即使您已经熟练掌握了这项技能,也要每个月使用1次量杯以确保您估计的准确性。

您也可以使用其他的物品来估计食物分量。比如,一个小苹果或者橘子大约相当于一个网球的大小。1个纸杯蛋糕的杯托相当于½杯,这也是估计1份土豆泥或煮熟的燕麦的一个好方法。再想想其他能帮助您正确估计食物分量的物品。

通过手来估计食物分量

您可以通过手来估计食物的分量。

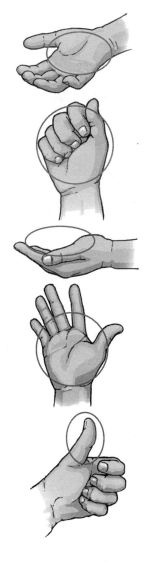

½ 杯大约是掌心（不包括手指）的大小和厚度（如豌豆、玉米）

1 杯大约是拳头的大小（如大米、意大利面）

1 份加餐的量是适中的一把（如薯条、椒盐卷饼）

1 份面包的量大约是展开的掌心加上一半手指的大小（如面包片、玉米粉圆饼、煎饼、华夫饼）

1 汤匙大约是大拇指的大小（如果冻、糖浆、蜂蜜）

注：每个人手的大小是不同的，要先测量食物的量，再与手作比较。如果需要的话，可以做一些调整来使这些量符合自己手的大小。

混合食物的碳水化合物计算

在您知道不同食物中碳水化合物的数量之后，使用那些信息来计算组合食物的碳水化合物份数。

当您做烤宽面条或其他食谱时，下面的小技巧可以帮助您。

食谱碳水化合物的计算技巧

- 向糖尿病教育者要一张像 234～235 页那样内容丰富的清单。
- 合计食谱中所有组成成分的碳水化合物总数（克数或份数）。将总数除以份数，那就是一份中包含的碳水化合物的数量。
- 记录您计算的组成成分的碳水化合物信息。这将使您不必每次做这个食谱都要计算。
- 在商店里找一个相似的商品，使用它的标签信息。
- 在您开始吃饭后的 1～2 个小时测试您的血糖水平。如果您的餐后血糖水平太高，检查您食用的分量大小。它们可能大于一份了，那意味着包含了更多的碳水化合物。

更多关于营养成分表的阅读

之前，您已经学会了如何通过阅读营养成分表来找出一份食物中含有多少克碳水化合物。这部分将向您展示如何通过阅读营养成分表来了解其他会影响您计算碳水化合物的营养物质。

膳食纤维

如果您使用胰岛素，食物中膳食纤维的数量可能改变您对碳水化合物的计算。如果一种食物包含了6克或更多的膳食纤维，您需要从总碳水化合物中减去一半数量的膳食纤维。

营养成分表

每份食物的量1块（36g）
每个包装所含食物份数 6份

每份数量	
卡路里 140	脂肪卡路里 25
	% 日需要量*
总脂肪 3g	5%
饱和脂肪 0.5g	3%
反式脂肪 0g	
胆固醇 5mg	2%
钠 110mg	5%
总碳水化合物 18g	9%
膳食纤维 8g	4%

假设一份食物中有 18g 的总碳水化合物和 8g 的膳食纤维，那么您应该计算为多少克的碳水化合物？

1. 膳食纤维的数量是否为 6g 或更多？

   是，它有 8g。

2. 膳食纤维数量的一半是多少？

   8g 的一半是 4g。

3. 它如何影响碳水化合物的数量的计算？

   18g（总碳水化合物）-4g（膳食纤维数量的一半）= 14g

一份这种食物您应该计算为 14g 碳水化合物（约为 1 份碳水化合物）。

糖醇或多元醇

　　包装上声称是"低糖食品"或"无糖食品"的食品可能含有糖醇。这些是低热量的甜味剂,它们会引起腹胀、腹泻。避免一次性摄入糖醇超过10g。

　　糖醇对您的血糖水平影响不大,但您仍然需要计算它们。如果一种食物有6g或更多的糖醇。从总碳水化合物减去糖醇数量的一半。

营养成分表

每份食物的量1块（36g）

每个包装所含食物份数　6份

每份数量	
卡路里 140	脂肪卡路里　25
	%日需要量*
总脂肪 3g	5%
饱和脂肪 0.5g	3%
反式脂肪 0g	
胆固醇 5mg	2%
钠 110mg	5%
总碳水化合物 20g	9%
膳食纤维 1g	4%
糖 9g	
糖醇 6g	

　　假设一份食物中有20g的总碳水化合物和6克糖醇,那么您该计算为多少克的碳水化合物?

　　1.糖醇的数量是否为6g或更多?

　　　是,它有6g。

　　2.糖醇数量的一半是多少?

　　　6g的一半是3g。

　　3.它如何影响碳水化合物的数量的计算?

　　　20g（总碳水化合物）-3g（糖醇数量的一半）=17g

　　一份这种食物您应该计算为17g碳水化合物（约为1份碳水化合物）。

糖 ——

　　糖是总碳水化合物的一部分而且已经计算在内了。它们是来自水果或牛奶的佐料或添加的糖。不要将这些克数增加到总碳水化合物的数量中。

营养成分表

每份食物的量1块（36g）

每个包装所含的食物份数　6份

每份数量	
卡路里　140	脂肪卡路里 25
	% 日需要量*
总脂肪 3g	5%
饱和脂肪 0.5g	3%
反式脂肪酸 0g	
胆固醇 5mg	2%
钠 110mg	5%
总碳水化合物 20g	9%
膳食纤维 1g	4%
糖 9g	
糖醇 6g	

调整总碳水化合物

　　根据膳食纤维和糖醇数量练习调整总碳水化合物总量。

练习

　　一份食物中有27g 的总碳水化合物、6g 纤维和6g 糖醇，那么您该计算为多少克的碳水化合物？

　　<u>　27　</u>g（总碳水化合物）

－ _____g（膳食纤维数量的一半）

－ _____g（糖醇数量的一半）

＝ _____g

＝ _____ **份碳水化合物**（见237 页将克数转换为碳水化合物份数）

核对您的答案。

答案：21g（1½ 份碳水化合物）

做健康的选择

饮食计划的目的是帮助您管理糖尿病。但是您所选择的食物也可以改善健康，保护心脏。比起其他食物，有一些食物的选择是更健康的，给您一些有利于健康的指引。

限制甜食和加糖的食物　您可以吃甜食和糖，但是请限制您吃的数量。这些食物的营养价值很少甚至不含营养价值。此外，一般含糖的食物都含有脂肪。

限制脂肪　选择瘦肉（牛后腿肉、牛里脊肉或者腰部嫩肉）。食用家禽肉时把皮去掉，选择低脂乳酪。如果关注体重管理和心脏健康，选择脱脂牛奶或脂肪含量为 1% 的牛奶。无论您喝什么类型的原味牛奶，1 杯等于 1 份碳水化合物。

反式脂肪酸对您的心脏不好　像其他脂肪一样，反式脂肪酸通常隐藏在食物中，比如甜甜圈、点心饼干、包装的曲奇饼和炸薯条。反式脂肪酸在食物标签中列在总脂肪克数的下方。也可以在成分清单中的起酥油或部分氢化油中寻找，这些也是反式脂肪酸。

如果您有高血压，减少钠（盐）的摄入　钠会升高血压，所以试着限制自己每天摄入少于 2300mg 的钠。少于 1500mg 对降低血压是理想的。钠的数量会在食物标签中被列出。

吃大量的纤维　纤维可以让您感觉满足并使您的消化系统很好地工作。它也有助于降低胆固醇。水果、蔬菜、全谷物、麸谷类和干豆是纤维的良好来源。

选择天然食品代替加工食品　未经过加工的食物称为天然食品。一种食物加工越少，它越健康。加工过的食品会丢失一些它们的纤维、维生素和矿物质。它们还可能有一些不健康的添加，比如动物制品或热带油脂带来的反式脂肪酸或者饱和脂肪酸，添加了糖和盐。

薯条、盒饭和甜谷类是加工食品的例子。尝试限制这些食物。

食物多样　吃各种各样的食物会满足您维生素和矿物质的健康需求。当计划餐食时，您将发现新口味，并且有更多的选择。

进行身体活动　进行身体活动是保持健康的一个重要部分。身体活动可以：

- 降低您的血糖水平
- 帮助您更好地使用胰岛素
- 改善您的心脏健康、血压和胆固醇水平
- 减少压力

- 使您精力充沛
- 提高您的力量、耐力和灵活性
- 帮助您达到或维持一个健康体重

与您的糖尿病教育者谈一谈，对于您来说，多少的身体活动量是合适的。

合理营养指南

为了吃得更好，记住：

- 认真地测量食物分量
- 精确计算碳水化合物
- 理智选择含碳水化合物的食物
- 遵循以下指南

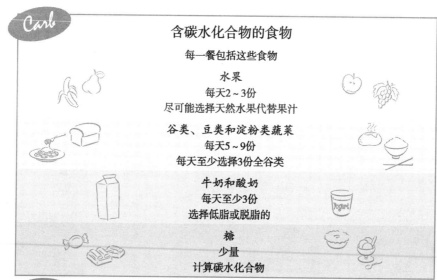

Carb

含碳水化合物的食物

每一餐包括这些食物

水果
每天2～3份
尽可能选择天然水果代替果汁

谷类、豆类和淀粉类蔬菜
每天5～9份
每天至少选择3份全谷类

牛奶和酸奶
每天至少3份
选择低脂或脱脂的

糖
少量
计算碳水化合物

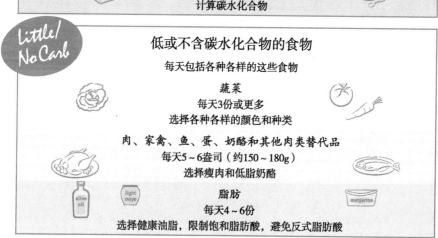

Little/No Carb

低或不含碳水化合物的食物

每天包括各种各样的这些食物

蔬菜
每天3份或更多
选择各种各样的颜色和种类

肉、家禽、鱼、蛋、奶酪和其他肉类替代品
每天5～6盎司（约150～180g）
选择瘦肉和低脂奶酪

脂肪
每天4～6份
选择健康油脂，限制饱和脂肪酸，避免反式脂肪酸

其他基础知识

一旦您知道了碳水化合物计数的基本要素，您也许会想要学习更多的知识。

碳水化合物计数和餐时胰岛素

如果使用餐时胰岛素，咨询糖尿病教育者如何匹配碳水化合物摄入量与胰岛素剂量。如果您与平时相比摄入了更多或更少的碳水化合物，可以通过调整胰岛素剂量来平衡碳水化合物的摄入。起初这将会带来一些额外的工作，但是在您计划餐食时，它可以为您提供更大的选择空间。

控制体重

碳水化合物计数主要关注含碳水化合物的食物。但记得观察您摄入了多少蛋白质和脂肪，如果忽略计算这些营养素的热量会导致体重增加。

如果尝试减重或维持体重，咨询糖尿病教育者如何调整饮食计划。选择健康的食物，并记得在日常生活中进行一些身体活动。

血糖生成指数

为了帮助您接近和保持目标血糖水平，观察您所摄入碳水化合物的类型。

您可能会注意到一些碳水化合物食物与其他的碳水化合物食物相比，会使血糖水平升得更高、更快。您的身体可能会以不同的速率消化和使用碳水化合物。比如，吃一个小土豆后的血糖水平会比吃一个小苹果的血糖水平更高，但两种食物都含有15g的碳水化合物。

看看不同的碳水化合物食物的血糖生成指数（GI）以及它们能升高多少血糖水平。一种食物的血糖生成指数用数字表示，数字越高，血糖生成指数越高。高血糖生成指数的食物比低血糖生成指数的食物会使您的血糖水平升得更高、更快。

许多因素会影响一种食物的血糖生成指数，包括：

* 食物烹饪方式
* 一同食用的其他食物（比如黄油和面包）
* 食物加工程度

高血糖生成指数（ >70 ）	低血糖生成指数（ <55 ）
高度加工的	未加工的
捣碎的	高纤维和脂肪的
低纤维的	酸性更强的

有关高、中、低血糖生成指数食物的举例见253页。

常见的血糖生成指数不同的食物

	高血糖生成指数的食物（＞70）	中血糖生成指数的食物（55～70）	低血糖生成指数的食物（＜55）
面包、谷类	白面包、全麦、百吉饼、谷类（高度加工）	皮塔饼、黑麦、牛奶什锦早餐、葡萄干小麦片	粗裸麦面包、酵母面包、100%细磨麦、谷类（低加工）、传统燕麦片
大米、意大利面	年糕、方便米饭、香米	印度香米、野生稻米、长谷粒、通心粉和奶酪	糙米、意大利宽面条、意大利细面条、速煮米
水果	西瓜	哈密瓜、葡萄干、菠萝、木瓜、橘子汁、猕猴桃	苹果、橘子、香蕉、梨、樱桃、葡萄柚、李子、葡萄、桃子
蔬菜、土豆、豆类	烤土豆、土豆泥、炸薯条、芜菁甘蓝、南瓜	玉米、红薯、新土豆、甜菜	山药、扁豆、豆类、胡萝卜、大豆、豌豆
奶类		炼乳	牛奶、酸奶、大豆奶
其他	爆米花、果冻豆、椒盐脆饼干	冰淇淋、煮燕麦粥、酥饼	坚果、巧克力

　　无论血糖生成指数是多少，针对您的饮食计划计算所有碳水化合物的克数。如果您发现在食用某类食物后血糖水平更高，首先检查食用分量是否与您计算的碳水化合物的数量相当。

　　如果您正确地计算了碳水化合物份数，试着用低血糖生成指数的食物替代之前的食物，或与糖尿病教育者讨论其他的食物选择。

交换清单

如果您患糖尿病有一段时间了,您可能已经学会使用交换清单了。如果是这样,您已经了解了许多关于食物的类型和计算。当计算碳水化合物时记住以下的信息:

- 1 份淀粉类食物、水果或者牛奶相当于 1 份(15g)碳水化合物。
- 肉类和脂肪不计算在内,因为它们碳水化合物的含量很少。
- 非淀粉类蔬菜只在大量(3 杯生的或者 1½ 杯煮的)食用时需要计算在内。

复习

让我们来复习一下碳水化合物计算的 3 步骤，看看它是如何为您所用的。

1. 识别含有碳水化合物的食物

- 面包和谷物
- 淀粉类蔬菜
- 牛奶和酸奶
- 水果和果汁
- 甜食

2. 确定 1 份碳水化合物的量

您现在知道了如何阅读食物标签。您也知道了如何测量和评估分量。您可以使用这些工具来帮助您在任何食物和饮料中识别 1 份碳水化合物。

3. 计算您正餐和加餐中碳水化合物的总量

在您的正餐或加餐中可含有各种各样的碳水化合物食物。只要记得将每一餐的碳水化合物总量与饮食计划匹配。与糖尿病教育者共同合作完成 257 页的表格来制定一份专属您的饮食计划。

也请您注意分量大小。一份大于食用分量的食物会含有过多的碳水化合物。

碳水化合物计数对您是否有帮助

定期在饭后检测血糖水平是一种分辨碳水化合物计数是否帮助您实现血糖目标的好方法。您的检测结果可以显示碳水化合物食物、糖尿病药物和身体活动对血糖水平影响的程度。最好的检测时间是开始用餐后1～2小时。

与糖尿病教育者一同观察碳水化合物计数在糖尿病管理中给您带来的影响。如果您有关于糖尿病计算、饮食计划或者糖尿病护理的问题,请向糖尿病教育者咨询。

如果喜欢,可以在互联网上搜索免费和低收费的碳水化合物在线计算工具和应用程序。

个人饮食计划

早餐　　　　　　　　　　时间 _____

碳水化合物份数_____（或碳水化合物克数_____）

蔬菜 / 肉类 / 脂肪_____

上午加餐　　　　　　　　时间 _____

碳水化合物份数 _____（或碳水化合物克数 _____）

午餐　　　　　　　　　　时间_____

碳水化合物份数 _____（或碳水化合物克数_____）

蔬菜 / 肉类 / 脂肪_____

下午加餐　　　　　　　　时间_____

碳水化合物份数 _____（或碳水化合物克数_____）

晚餐　　　　　　　　　　时间_____

碳水化合物份数 _____（或碳水化合物克数_____）

蔬菜 / 肉类 / 脂肪_____

宵夜　　　　　　　　　　时间_____

碳水化合物份数 _____（或碳水化合物克数_____）

每天总碳水化合物：_____份或_____g

_____